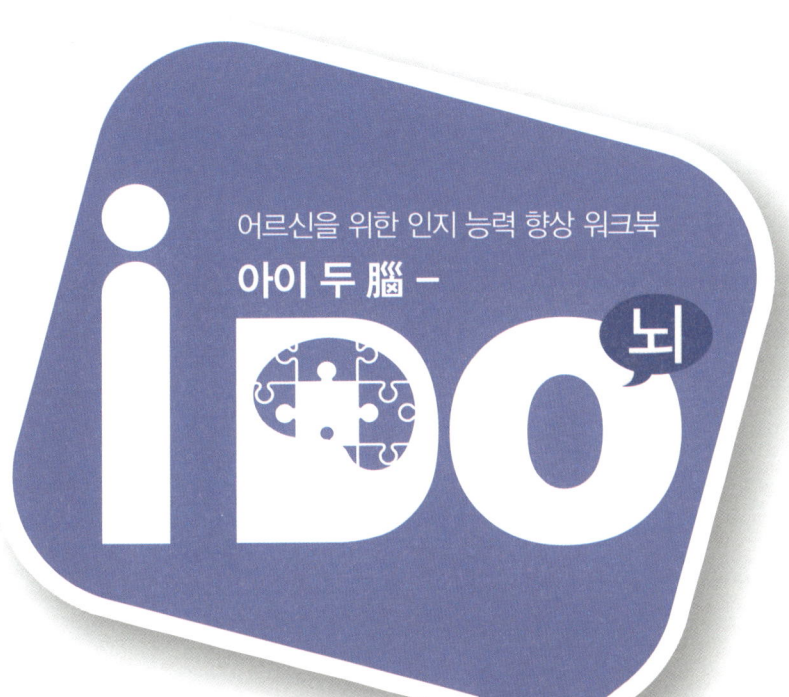

어르신을 위한 인지 능력 향상 워크북
아이 두 腦 -
iDo 뇌

"이야기와 함께하는 시니어 두뇌훈련" ② 심청전

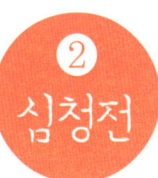
기탄출판

머리말

　노인 시설에 방문해 보면 우두커니 허공을 바라보고 계신 어르신들을 쉽게 만날 수 있습니다. 강사가 진행하는 일주일에 단 몇 시간의 프로그램으로는 어르신들이 매일매일 구체적으로 활용하기에 부족함이 많습니다. 실제로 많은 관계자들이 체계적이고 전문적인 프로그램이 필요하다고 생각하고 있습니다.
　시설에 계신 어르신들의 인지 능력에 맞는 매일 학습 프로그램을 고민하던 중, 현장에서 실제로 활용했던 전통 놀이 프로그램 가운데 옛이야기를 중심으로 한 인지 활동 프로그램을 워크북 형태로 구성하게 되었습니다. 기억은 희미하지만 오랜 세월에 걸쳐 익숙해진 〈심청전〉과 같은 옛이야기는 인지 활동을 하는 데에 적합하기 때문입니다.

　이 책은 치매를 겪고 계신 어르신의 특성과 상황에 맞춘 다양하고 체계적인 활동들로 구성되었습니다. 이는 어르신의 인지 기능을 유지하고 향상하도록 도울 것입니다. 그동안 수준에 맞지 않는 어려운 학습지를 접하며 절망감을 느껴야 했던 어르신부터, 유아용 학습지를 사용할 수밖에 없어서 흥미를 느끼지 못했던 어르신까지, 이 책을 통해 새다른 재미를 맛보게 될 것입니다.
　또한 이 책은 옛이야기의 흐름에 따라 그림을 한 장 한 장 색칠하고 문제를 풀어 보도록 구성되었습니다. 이러한 활동은 치매 증상을 겪고 계신 어르신이 희미해진 기억을 떠올리는 데에 도움을 줄 것입니다. 그리고 두뇌 활동을 활발하게 함으로써, 인지 사고 기능을 유지하고 향상시키는 데에 자극 매개가 될 것입니다.
　뿐만 아니라 이와 같은 인지 활동 프로그램을 꾸준히 진행하는 것은 정서적인 안정감과 만족감을 얻고 의사소통을 원활하게 하는 데에 큰 도움이 됩니다.

　〈춘향전〉과 〈심청전〉을 시작으로 하여 다양한 옛이야기들로 시리즈를 구성해 나갈 계획입니다. 그리고 어르신의 상태에 따라 경도 인지 기능 감퇴와 중등도 인지 기능 감퇴에 따른 프로그램도 분류하여 진행할 예정입니다.
　이 프로그램이 치매를 겪고 계신 어르신과 가족들, 그리고 현장에서 애쓰시는 각 기관의 관계자분들에게 쉽고 재미있게 활용할 수 있는 안내서가 되었으면 하는 간절한 바람입니다. 무엇보다 치매 어르신들이 행복한 삶을 영위하시는 데에 작은 도움이 되었으면 합니다.

저자 신혜원

〈심청전〉 줄거리

옛날 전라도 어느 마을에 앞을 못 보는 심학규라는 사람이 살았습니다. 사람들은 가난한 심학규를 심 봉사라고 불렀습니다. 심 봉사는 곽 씨라는 예쁘고 현명한 여인을 아내로 맞이하고, 아기를 갖게 해 달라고 지극정성으로 기도했습니다. 곽 씨 부인은 고운 옷을 입은 선녀 꿈을 꾸고 예쁜 딸을 낳아 이름을 심청이라고 했습니다. 하지만 아기를 낳은 지 이레 만에 곽 씨 부인은 병으로 세상을 떠나고, 혼자가 된 심 봉사는 이 집 저 집 동냥하며 어린 딸을 정성껏 키웠습니다.

몸가짐이 바르고 얼굴이 고운 데다, 착하고 효성 지극한 심청이 어느덧 열다섯 살이 되었습니다. 길을 가던 심 봉사가 개천에 빠지자 한 스님이 심 봉사를 구해 주고, 부처님께 쌀 삼백 석을 바치고 기도하면 눈을 뜰 수 있다고 말해 주었습니다. 스님의 말에 심 봉사는 그만 공양미 삼백 석을 시주하기로 약속하고, 집에 돌아와서 후회하며 한숨만 쉬었습니다. 심청은 탄식하는 심 봉사를 위로하고 아버지의 눈을 뜨게 해 달라고 간절히 기도했습니다.

그러던 어느 날, 뱃사람들이 인당수에 제물로 바칠 어린 여자를 산다는 소문이 마을에 퍼졌고, 심청은 뱃사람들을 찾아가 자신을 제물로 바칠 테니 쌀 삼백 석을 내어 달라 청했습니다. 심 봉사는 통곡하며 딸을 붙잡았지만, 심청은 아버지의 눈을 뜨게 하기 위해 눈물을 흘리며 떠났습니다. 인당수에 이르러 심청이 바닷속으로 뛰어들자 거센 풍랑이 거짓말처럼 잔잔해졌고, 용왕님은 인당수에 빠진 심청을 구해 내어 왕비처럼 귀하게 대접했습니다.

한편 심 봉사는 뱃사람들이 준 재물로 가세가 넉넉해졌지만 슬픔과 외로움 속에서 지냈습니다. 마음씨 고약한 뺑덕 어미는 그 사실을 알고 심 봉사에게 접근하여 한집에서 살게 되었습니다. 뺑덕 어미는 심 봉사의 재물을 몰래 빼내어 썼고, 결국 심 봉사는 다시 가난해졌습니다.

심청이 용궁에서 지낸 지 삼 년이 되자, 용왕님은 큰 연꽃에 심청을 태워 인당수로 띄워 보냈습니다. 때마침 지나던 뱃사람들이 연꽃을 건져 임금님께 바쳤고, 임금님은 연꽃 속에서 나온 눈부시게 고운 심청을 왕비로 맞이했습니다.

언제나 아버지를 걱정하는 왕비 심청을 위해 임금님은 맹인들을 위한 잔치를 열고, 전국의 맹인들은 한 명도 빠짐없이 참석하라는 명을 내렸습니다. 심 봉사는 우여곡절 끝에 맹인 잔치의 마지막 날 궁궐로 들어가 구석에 겨우 앉았습니다. 끝까지 아버지를 찾아 헤매던 심청은 마침내 초라한 모습의 심 봉사를 발견하고 통곡했습니다. 심청이 부르는 소리에 깜짝 놀란 심 봉사는 딸을 보고 싶은 마음에 눈을 번쩍 뜨게 되었습니다. 부녀는 부둥켜안고 기쁨의 눈물을 흘렸습니다.

그 뒤로 나라에는 태평성대가 계속되었고, 효녀 심청의 이름은 길이길이 전해졌습니다.

이 책에 대하여

○ 대상
가정 또는 시설에서 돌봄을 받는 경도~중등도 치매 어르신들을 대상으로 하였습니다.
중증 환자라도 이야기를 이해할 수 있거나 의사소통이 가능한 경우 참여할 수 있습니다.

○ 진행 요령
- **수용합니다** – 인지 기능이 떨어지고 문제 행동이 있는 상태 그대로를 인정하고 좋아한다는 메시지를 보냅니다. 지적하거나 주의를 주지 말고 수용하는 태도로 친밀감을 형성합니다.
- **공감합니다** – 눈을 맞추며 이야기를 들어 줍니다. 맞지 않는 이야기를 할 때에도 일단 공감하는 반응과 표현으로 자신이 받아들여졌음을 알게 합니다.
- **칭찬합니다** – 자랑스러워하는 부분을 칭찬하면 환자의 마음을 여는 데에 큰 도움이 됩니다. 칭찬할 거리를 찾아서 칭찬하면 치료자를 내 편으로 인정하여 참여도가 높아집니다.

○ 활용 방법
- 하루에 두 페이지, 매일 30~40분씩 꾸준히 진행합니다.
- 매일 활동을 시작할 때 날짜와 이름을 써 봅니다. 날짜와 이름을 기억하지 못하거나 글씨를 쓰지 못하는 경우, 큰 소리로 말해 보도록 도와 드리고 자존심이 상하지 않도록 조심스럽게 써 드립니다.
- 이 책을 시작할 때 전체의 줄거리를 쉽고 재미있게 들려 드립니다. 시청각 도구를 활용하면 집중도가 높아지고 흥미가 유발되어 참여도를 높일 수 있습니다.
- 매일매일 바로 전날의 활동 내용을 되새기며 이야기의 흐름을 연결시켜 봅니다. 이야기의 반복적인 경험은 어르신이 안심할 수 있는 환경을 제공하고, 그날의 활동을 재미있게 풀어 나갈 수 있는 자극이 됩니다.
- 문제를 풀 때는 서두르지 않고, 어르신이 스스로 천천히 풀어 가도록 도와 드림으로써 만족감과 성취감을 느낄 수 있도록 합니다.
- 한 권을 마친 뒤에는 처음부터 그림들을 훑어보며 이야기를 다시 한 번 만들어 보도록 합니다.

색칠하기 활동 tip!
- 색칠하기를 망설이는 분들은 옆에서 자극을 주며 도와 드리고, 중간에 포기하려는 분들은 지속적인 칭찬을 하여 끝까지 완성하도록 합니다.
- 색칠이 선 밖으로 삐져나오는 것에 대해 지나치게 신경 쓰거나 불안해하지 않도록 합니다.
- 밑그림이 잘 보이지 않아 선을 무시하고 칠하는 경우, 선을 두껍게 표시해 드립니다.
- 처음 고른 한 가지 색으로 전체를 칠하는 경우, 다양한 색을 사용하도록 권해 드립니다.

년　　　월　　　일　　요일　이름

가난하고 앞 못 보는 심학규는 예쁘고 현명한 곽 씨 여인을 아내로 맞았어요. 마을 사람들은 부부를 어떻게 불렀을까요? 글자를 예쁘게 색칠해 보세요.

심 봉사
곽 씨 부인

✏️ '심 봉사'라는 글자를 아래에서 하나씩 찾아 ○ 해 보세요.

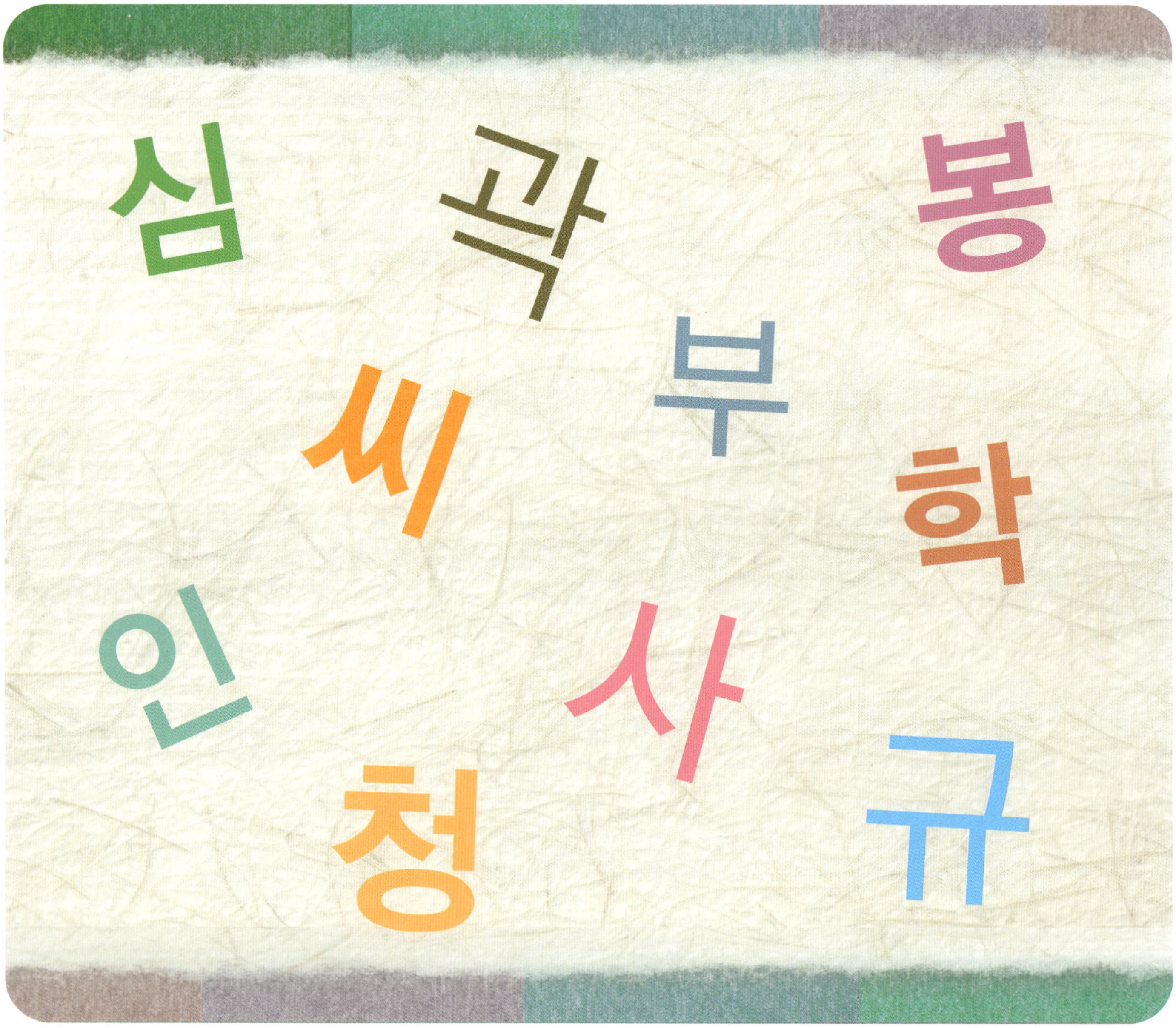

심 곡 봉
씨 부 학
인 사 규
청

✏️ '심학규'라는 글자를 하나씩 찾아 △ 해 보세요.

✏️ '곽 씨 부인'이라는 글자를 하나씩 찾아 □ 해 보세요.

2

년　　　월　　　일　　요일　이름

✏️ 아기를 갖게 해 달라고 기도하던 어느 날, 곽 씨 부인은 신기한 꿈을 꾸었어요. 곽 씨 부인이 꾸었던 꿈을 예쁘게 색칠해 보세요.

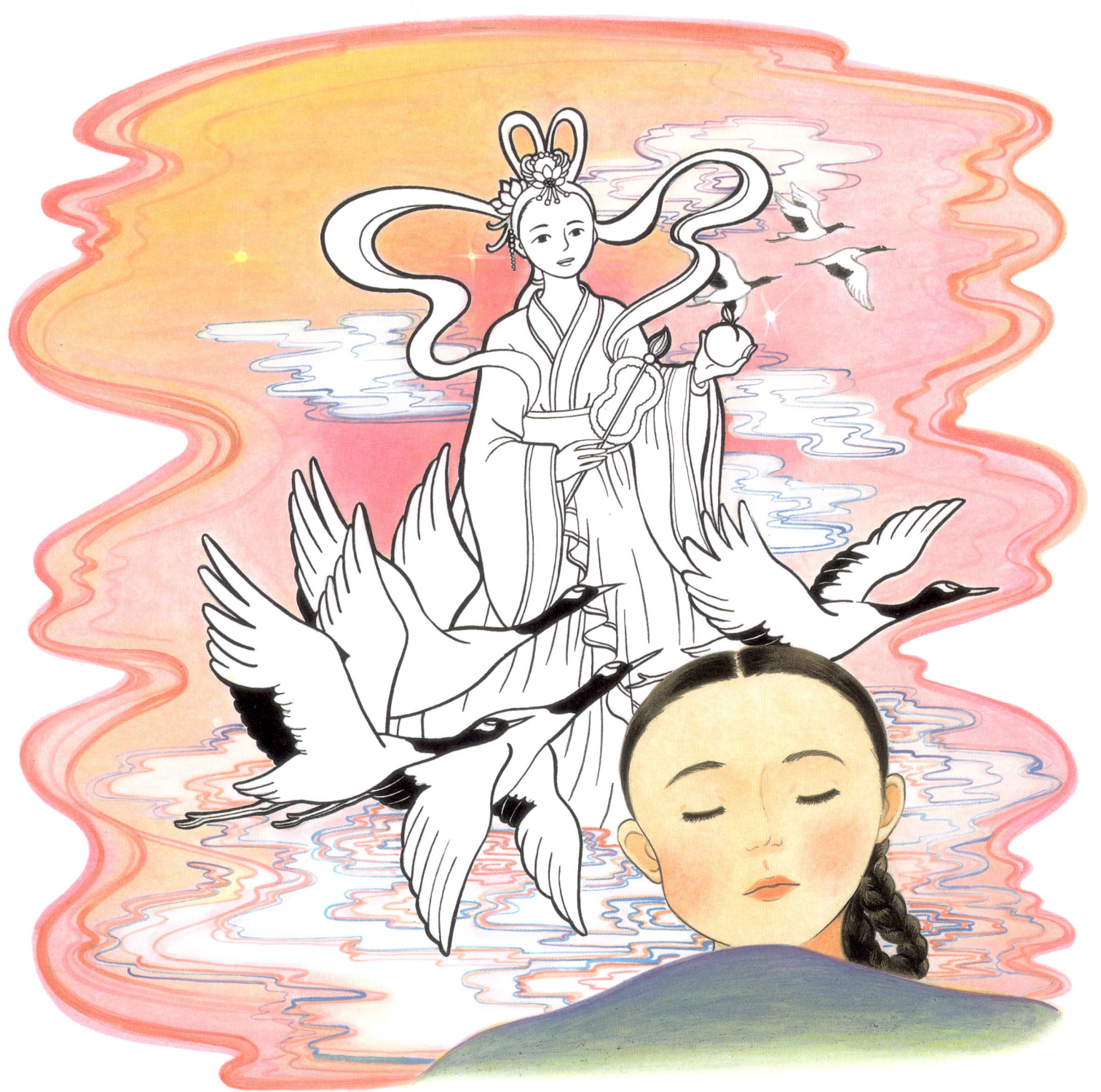

2

곽 씨 부인이 꿈속에서 보았던 것들을 모두 찾아 ○ 해 보세요.

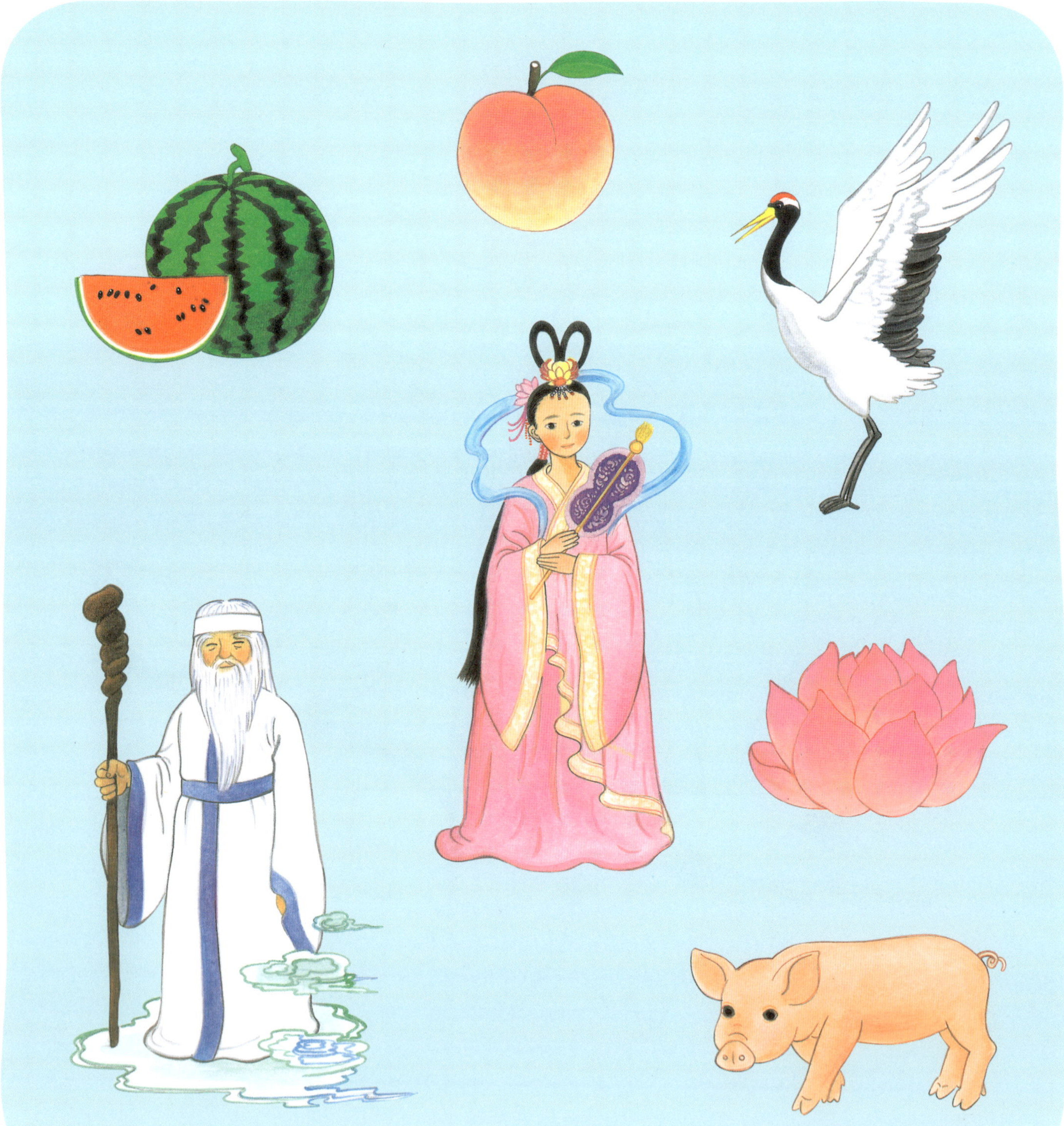

_____ 년 _____ 월 _____ 일 _____ 요일 이름_____

오랜 기도 끝에 심 봉사와 곽 씨 부인은 예쁜 딸을 낳았어요.
그 딸의 아름다운 모습과 이름을 색칠해 보세요.

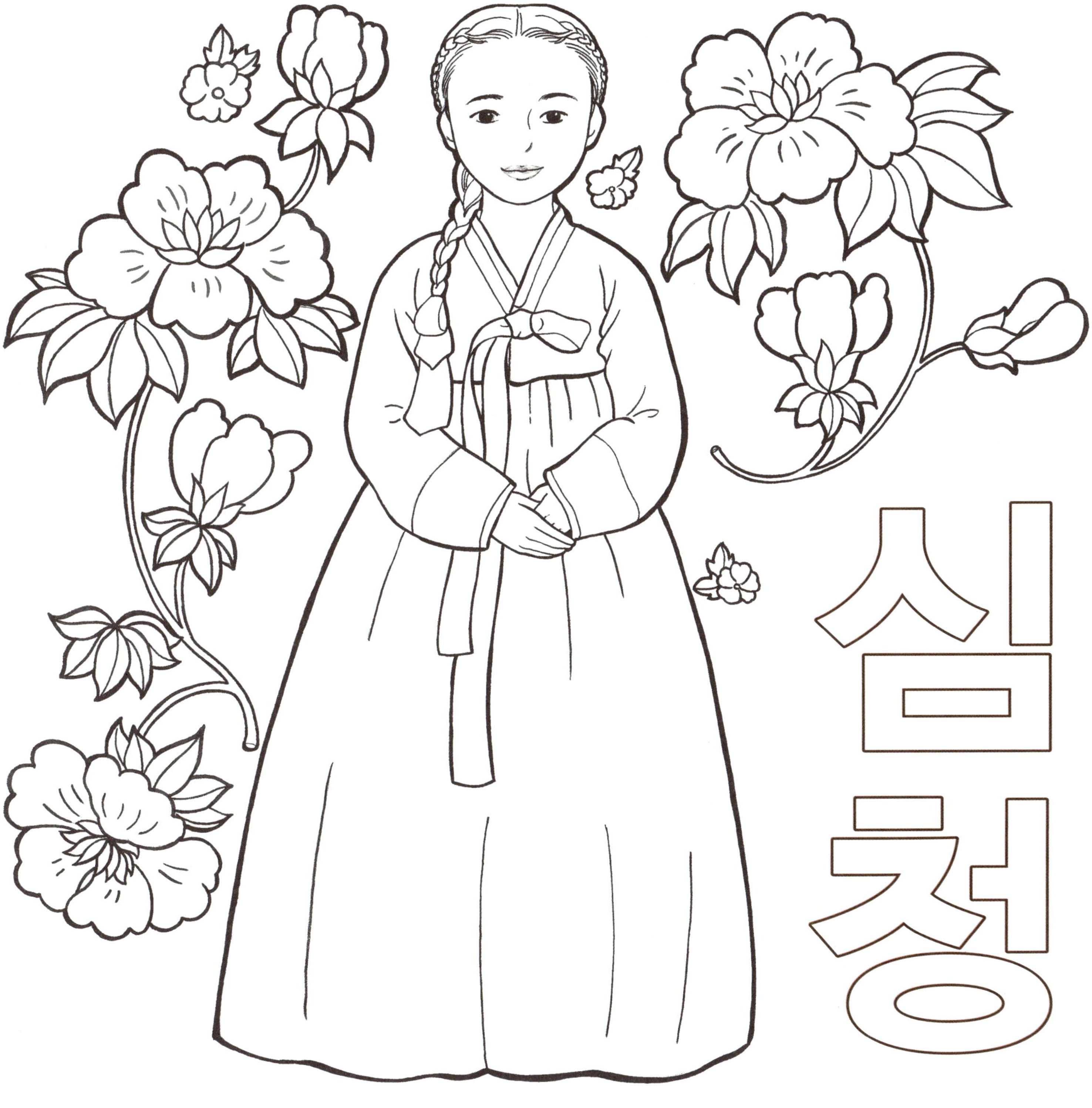

✏️ 심 봉사의 가족은 세 식구가 되었어요. 숫자 '3'을 아래에서 모두 찾아 ○ 해 보세요.

4	2	3	1
2	6	5	3
3	7	6	9
4	2	3	8

✏️ '3에 1을 더한 수'를 모두 찾아 △ 해 보세요.

✏️ '3에서 1을 뺀 수'를 모두 찾아 □ 해 보세요.

　　　　　　　년　　　월　　　일　　요일 이름

✏️ 심 봉사는 예쁜 딸을 안아 어르며 이렇게 노래했어요. 함께 노래를 불러 보세요.

은자동아 금자동아

부모에게 효자동아

은을 주면 너를 사랴

금을 주면 너를 사랴

자장자장 우리 아가

자장자장 잘도 잔다

✏️ 점선을 따라 글자를 써 보세요.

 아기들이 쓰는 물건을 모두 찾아 ○ 해 보세요.

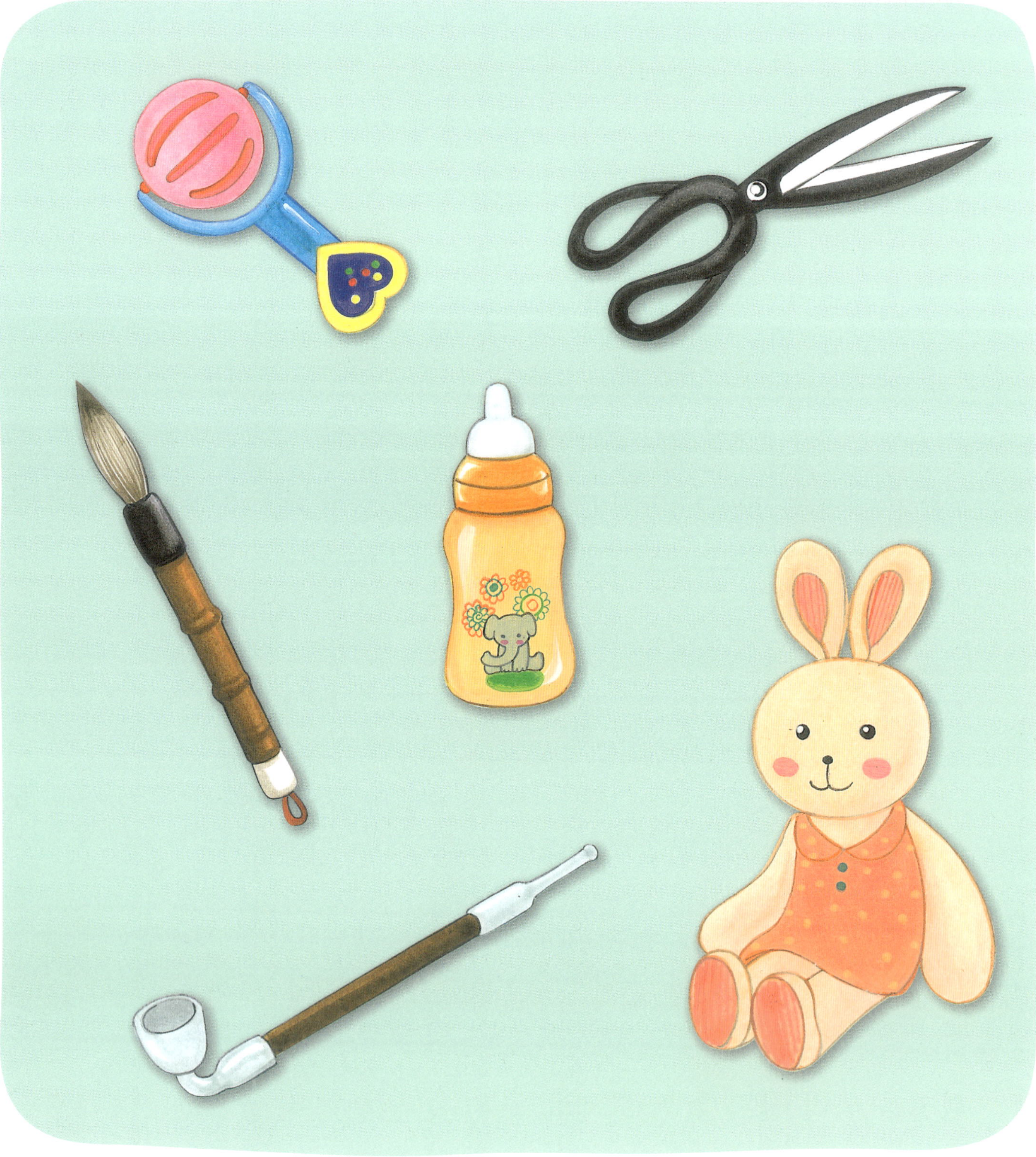

5

년 월 일 요일 이름

곽 씨 부인은 안타깝게도 병으로 죽고 말았어요. 남겨진 심 봉사와 어린 딸 심청의 모습을 색칠해 보세요.

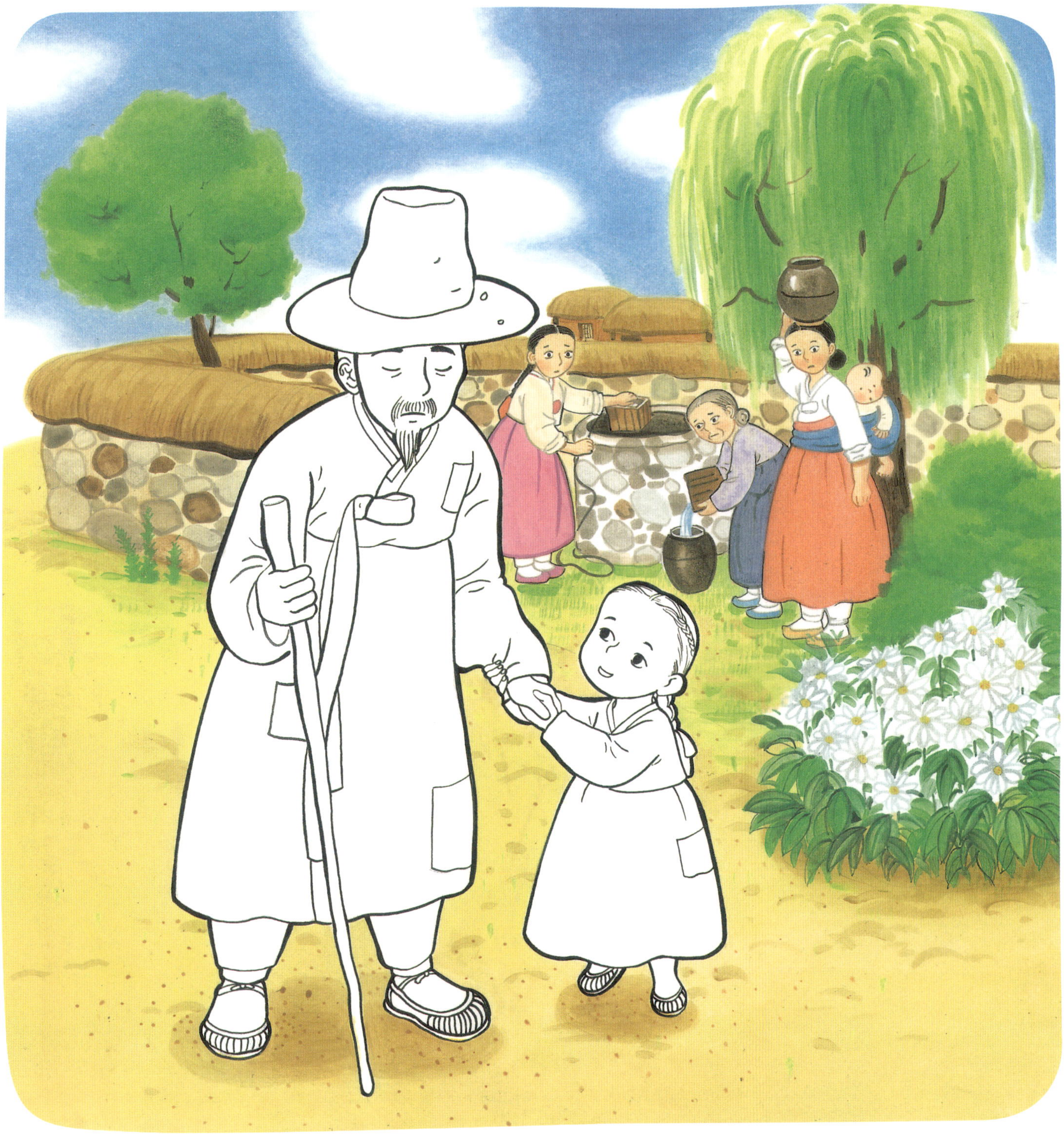

✏️ 심 봉사의 갓과 심청의 댕기를 순서에 맞도록 빈칸에 그려 보세요.

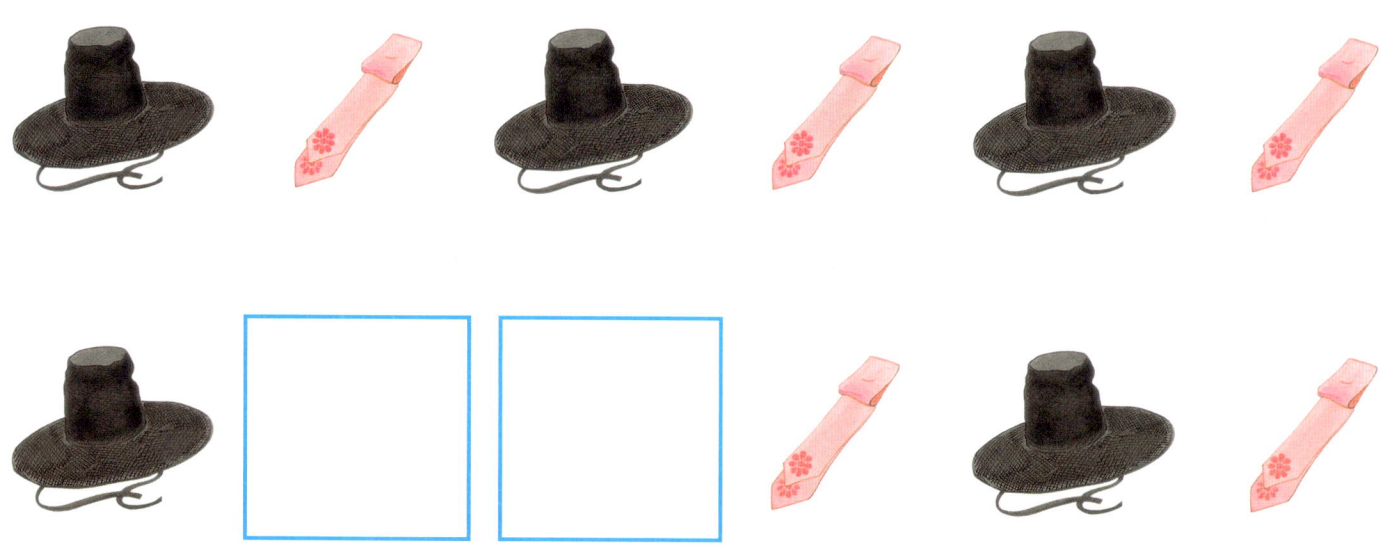

✏️ 숫자들이 놓인 순서를 잘 보고 빈칸에 알맞은 숫자를 써 보세요.

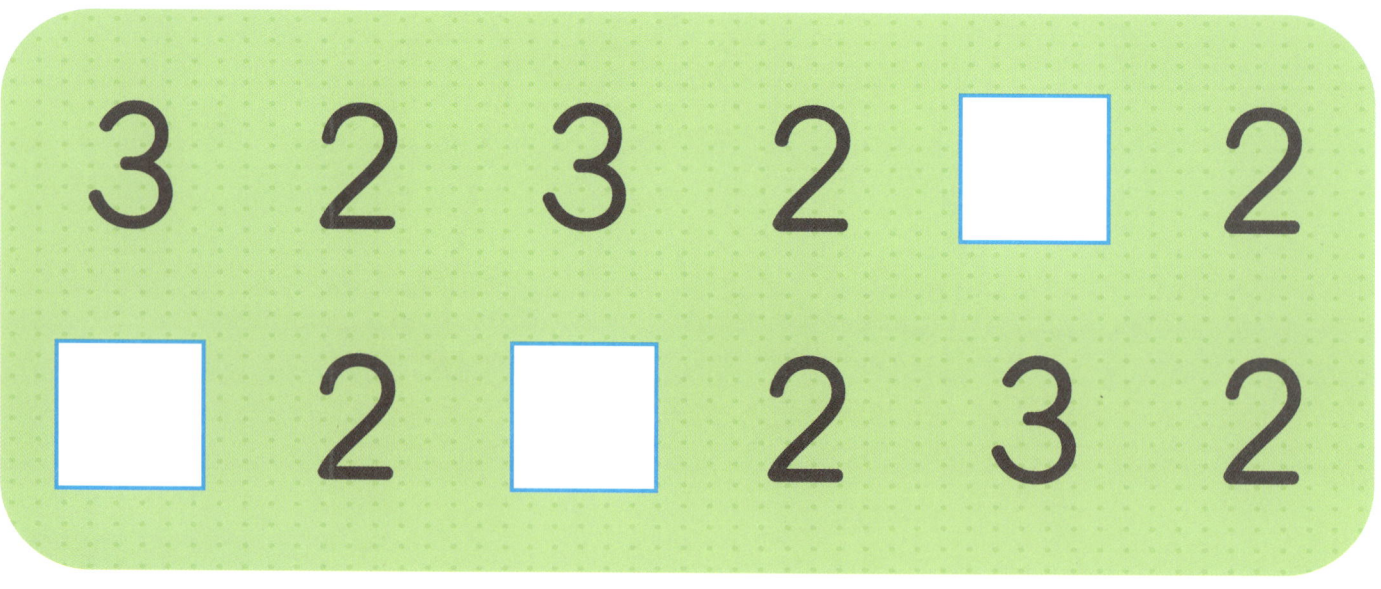

년   월   일   요일 이름

✏️ 심청은 세상에 둘도 없는 효녀였어요. '孝女'라는 글자를 예쁘게 색칠해 보세요.

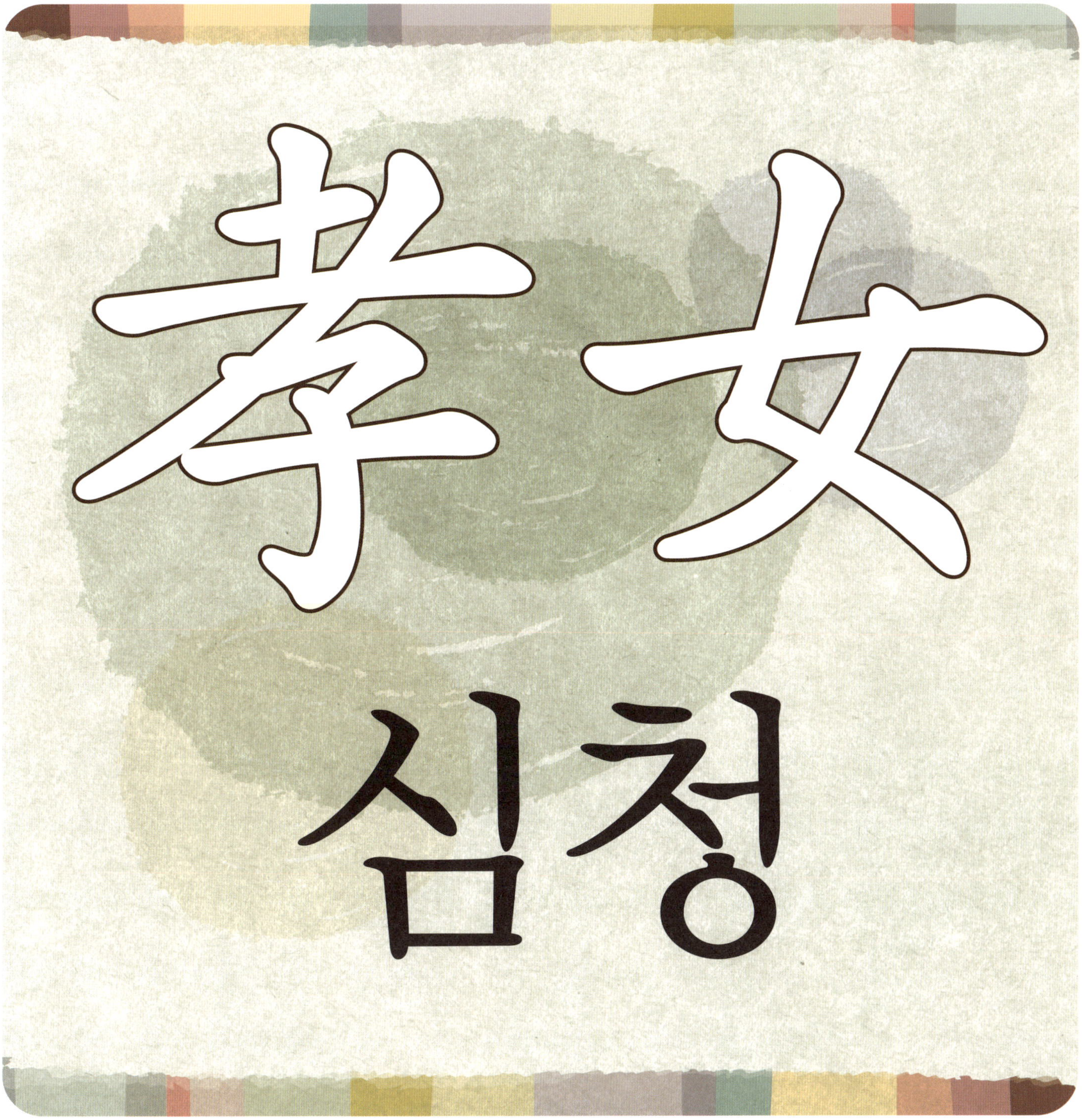

孝女
심청

✏️ 심청은 아버지를 위해 이 집 저 집 다니며 음식을 동냥했어요.
아래 그림의 수를 더해서 빈칸에 알맞은 숫자를 써 보세요.

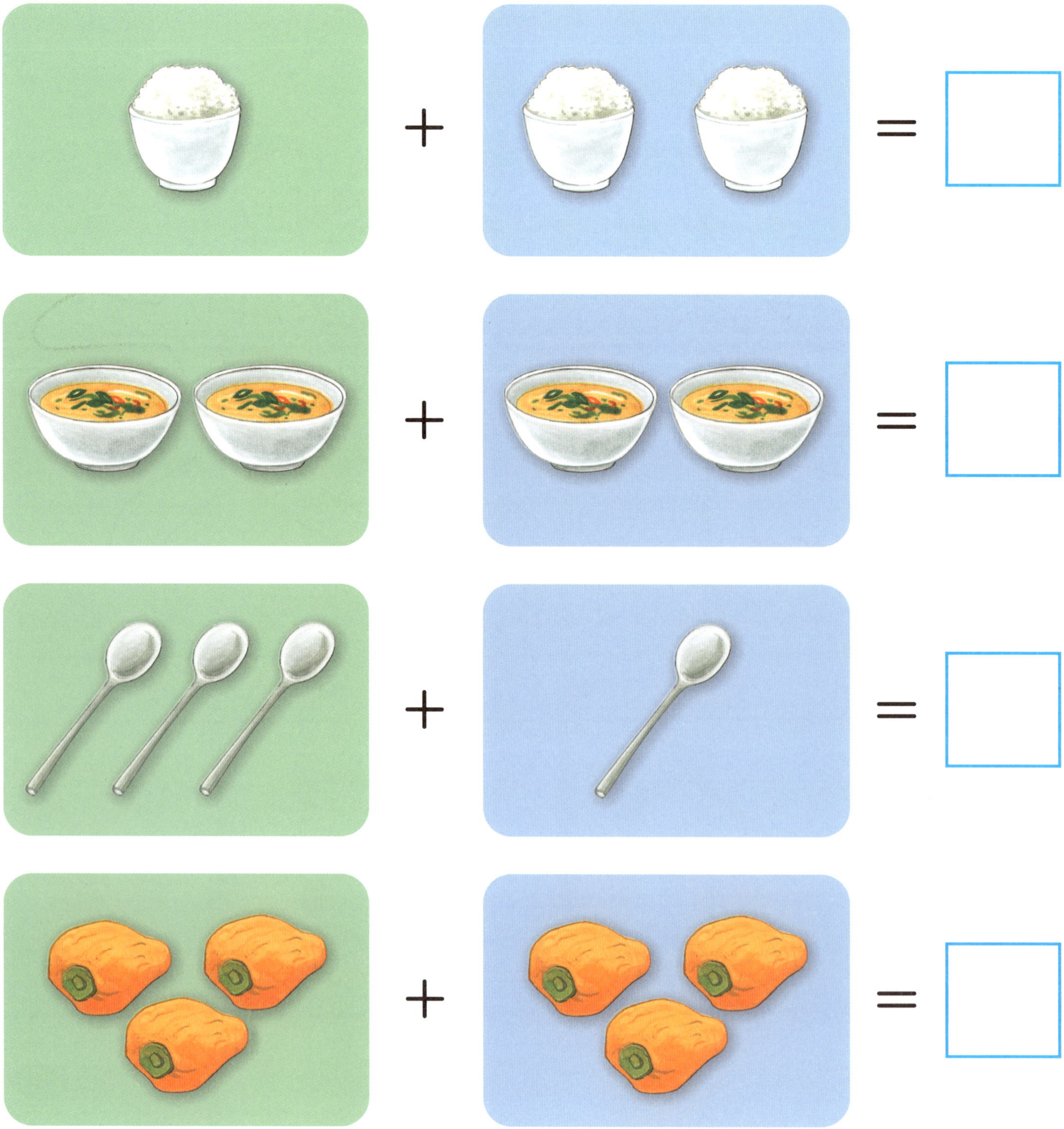

7

년   월   일   요일   이름

✏️ 마을 사람들은 심청의 마음에 감동하여 음식을 나눠 주었어요.
심청이 음식을 얻어 집으로 돌아가는 길을 선으로 연결해 보세요.

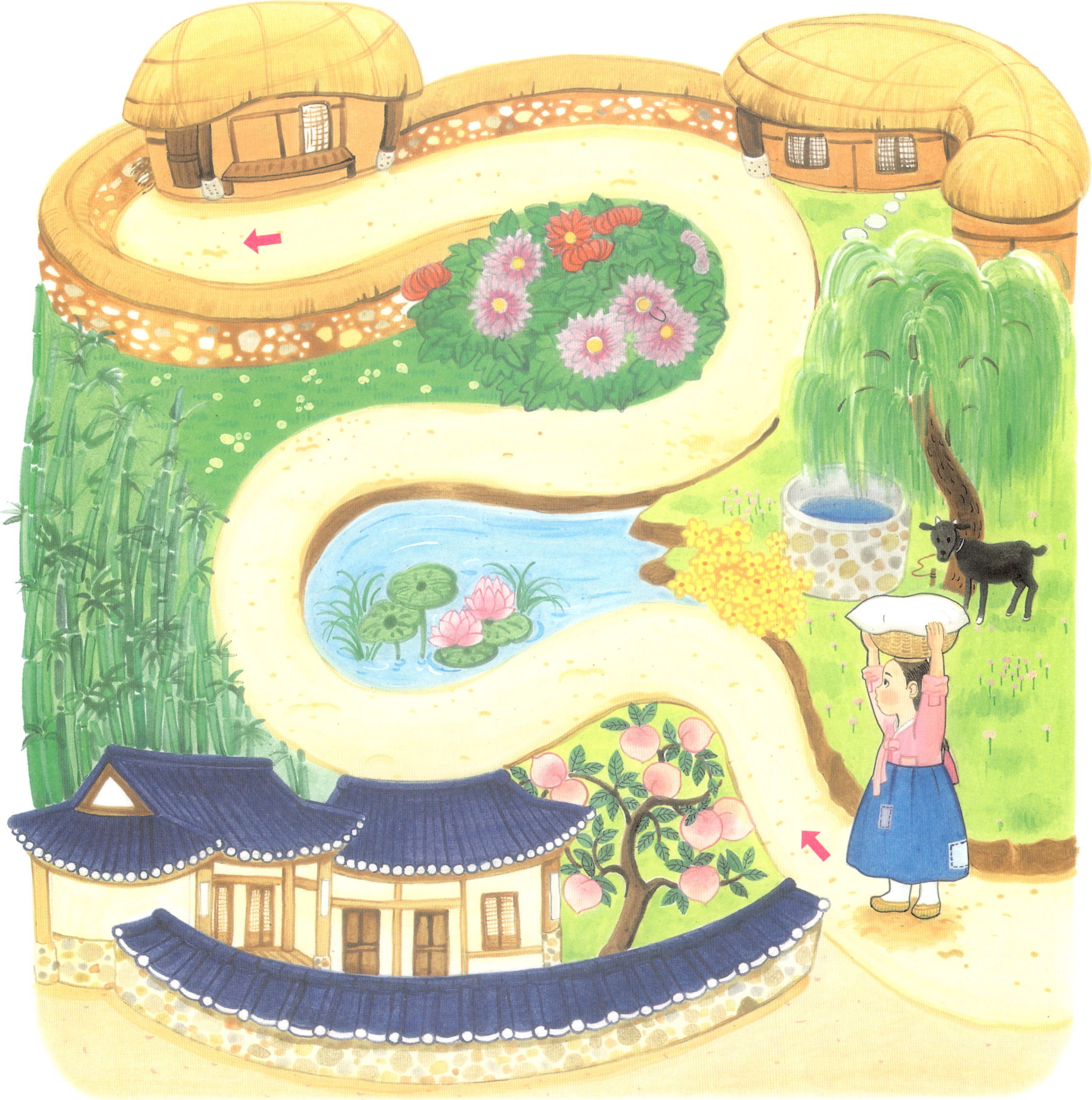

7

✏️ '심 봉사'에서 시작하여 화살표로 연결하며 끝말잇기를 해 보세요.

심 봉사

공양미

인당수

사공

미인

이심전심

딸아이

수양딸

심청

8

년 월 일 요일 이름

지나가던 스님은 개천에 빠진 심 봉사를 구해 주고, 공양미 삼백 석을 시주하면 눈을 뜰 수 있다고 말했어요. 개천에 빠져 허우적거리는 심 봉사의 모습을 색칠해 보세요.

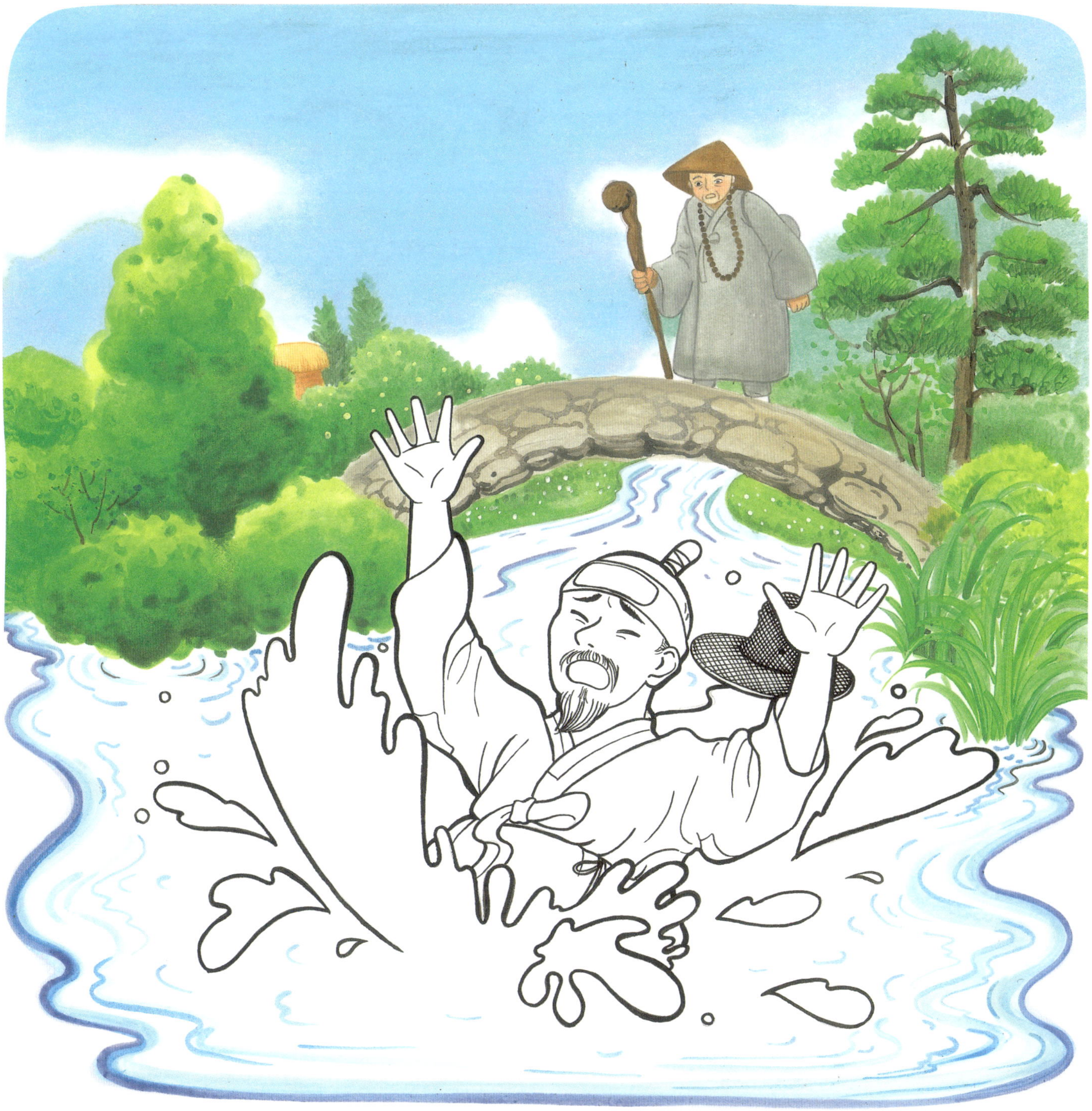

숫자의 순서를 잘 보고 빈칸에 알맞은 숫자를 써 보세요.

10		30		50
60	70			100
110		130	140	
160		180		200
	220	230		250
	270		290	300

년   월   일   요일   이름

심청은 정화수를 떠 놓고 아버지의 눈을 뜨게 해 달라고 정성껏 기도했어요. 심청의 모습을 예쁘게 색칠해 보세요.

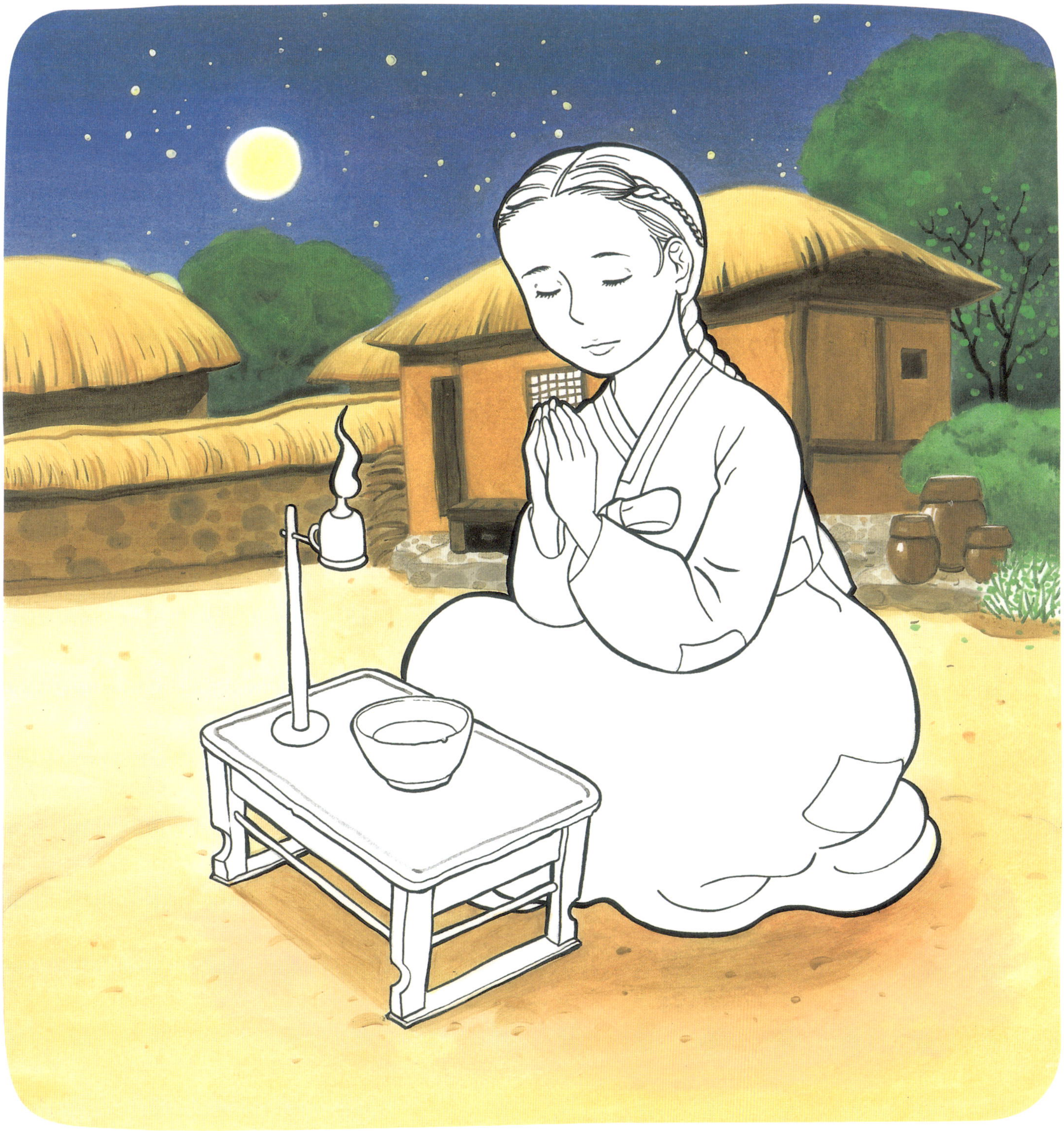

볏단으로 덧셈과 뺄셈을 하여 빈칸에 알맞은 숫자를 써 보세요.

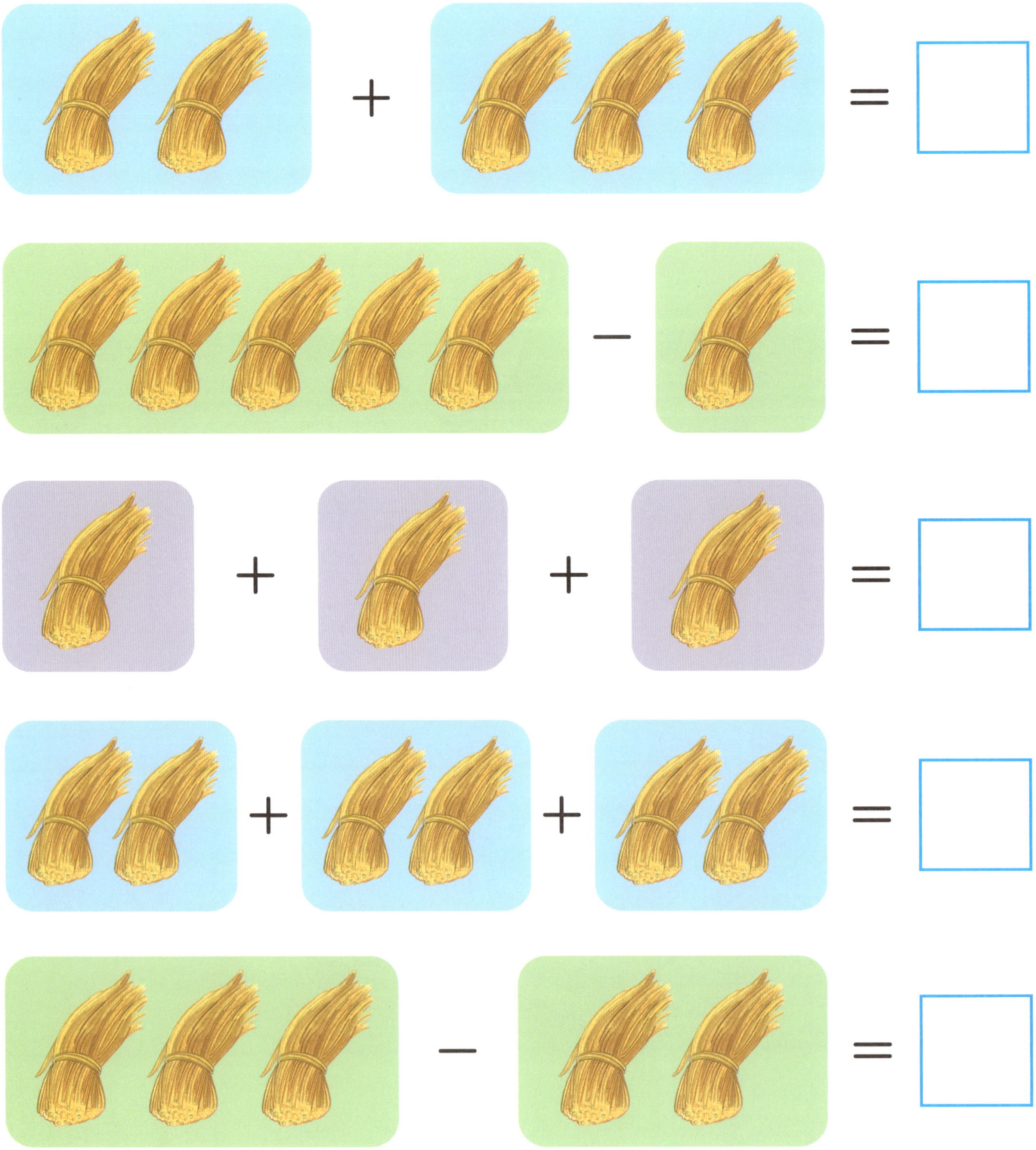

2 + 3 = ☐

5 − 1 = ☐

1 + 1 + 1 = ☐

2 + 2 + 2 = ☐

3 − 2 = ☐

10

년 월 일 요일 이름

어르신들의 간절한 기도는 무엇인지 글로 쓰거나 그림으로 그려 보세요.

10

✏️ 빈 곳에 어르신들의 희망을 채워 넣어 희망 나무를 완성해 보세요.

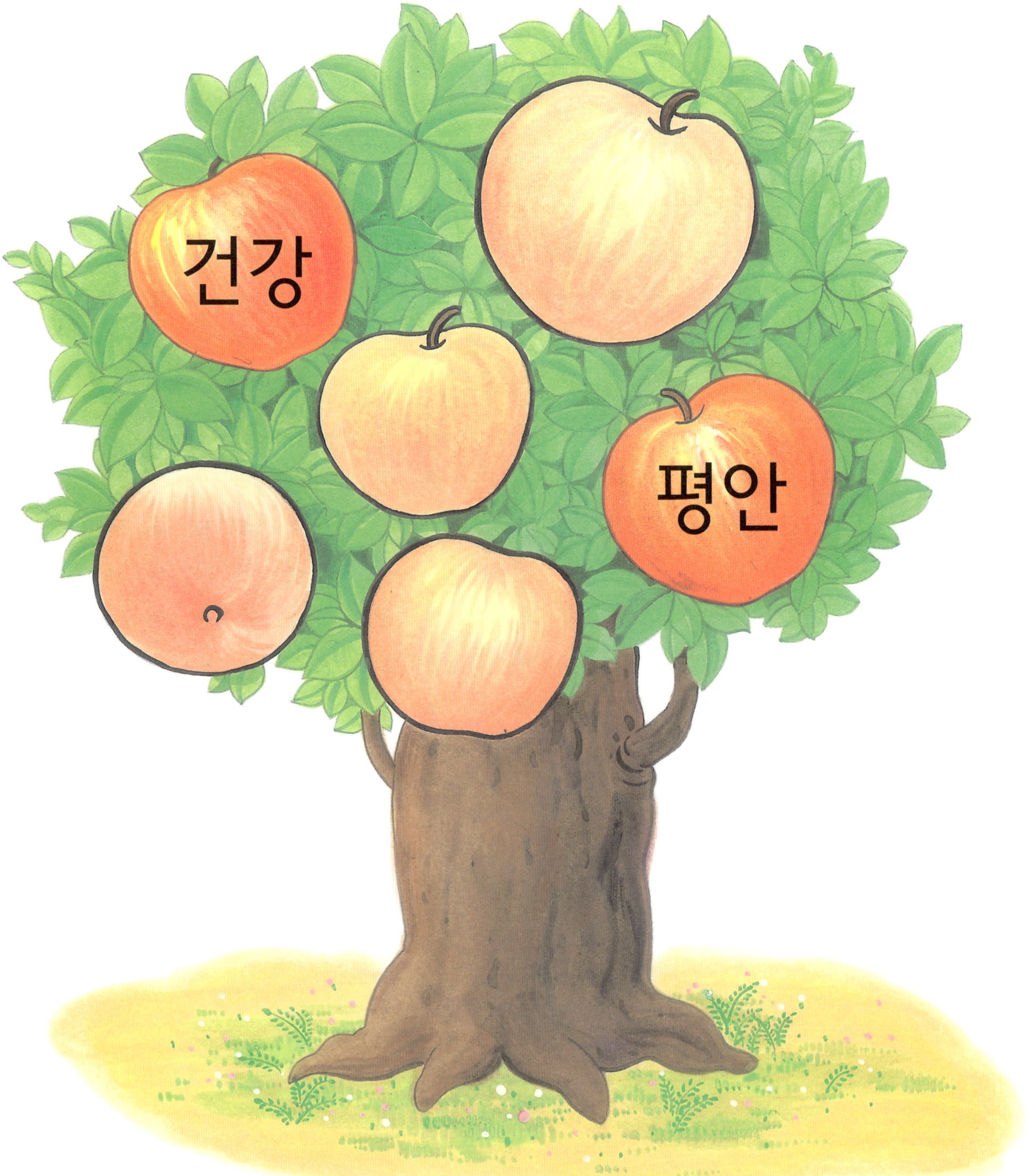

건강

평안

11

년 월 일 요일 이름

바다에 제물로 바칠 어린 여자를 찾는다는 소문에 심청은 뱃사람들을 찾아갔어요. 심청이 가는 길을 선으로 연결해 보세요.

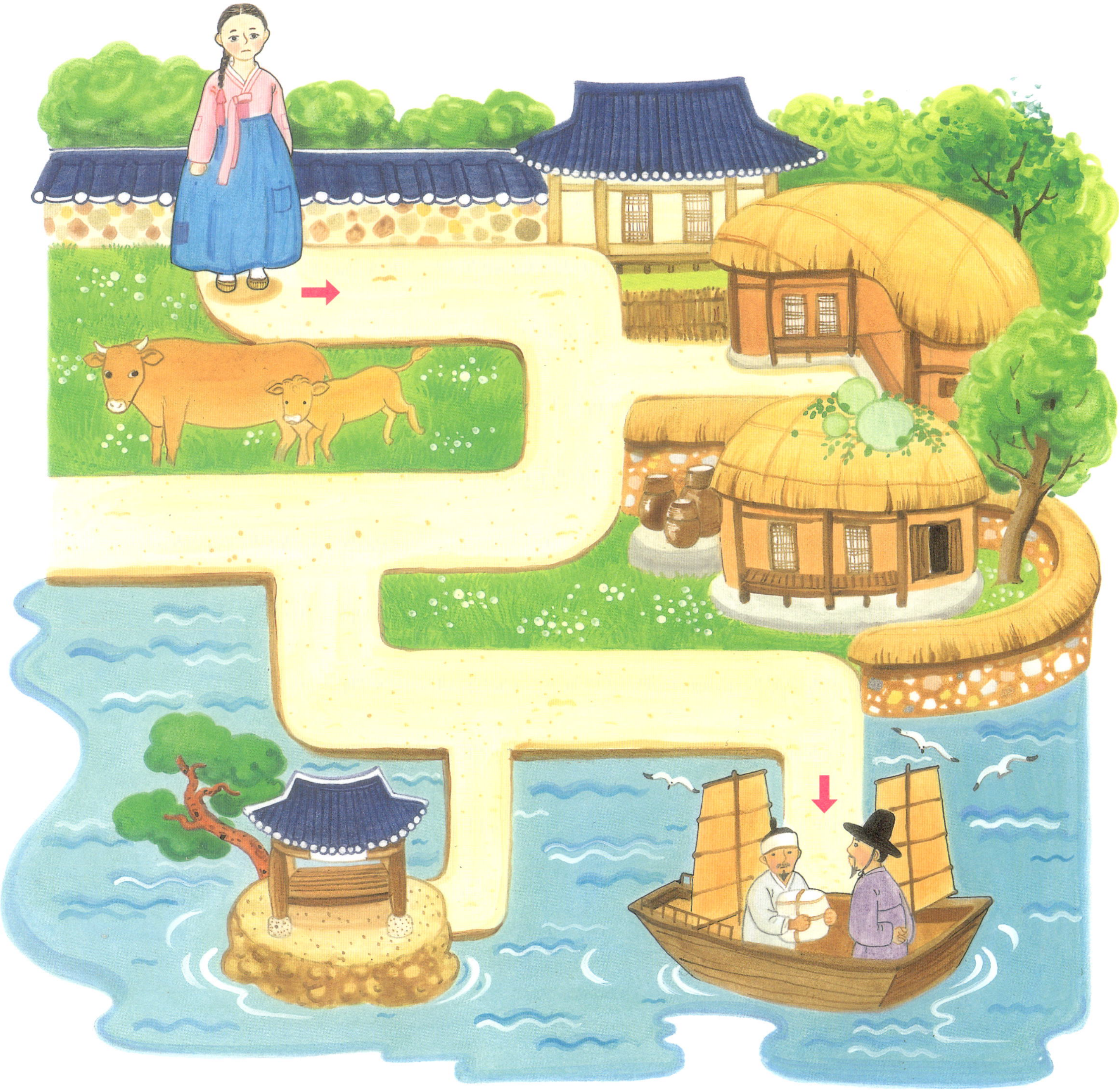

11

뱃사람들을 만나러 달려가는 심청의 발걸음 수를 세어 빈칸에 숫자를 써 보세요.

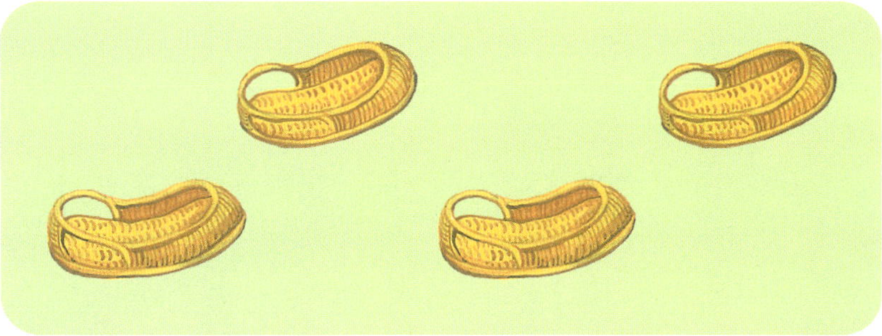

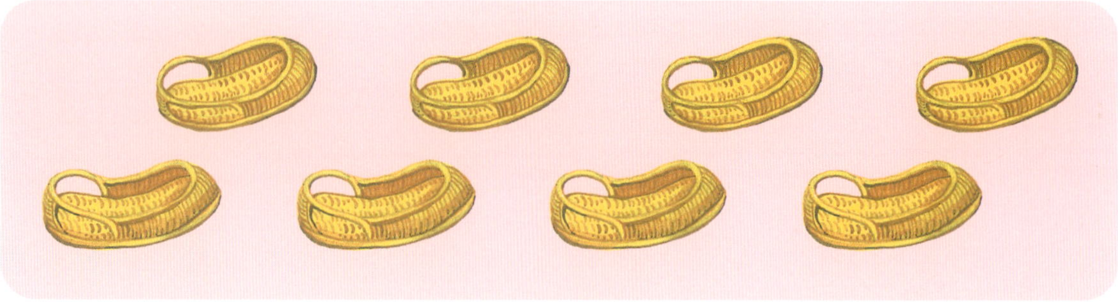

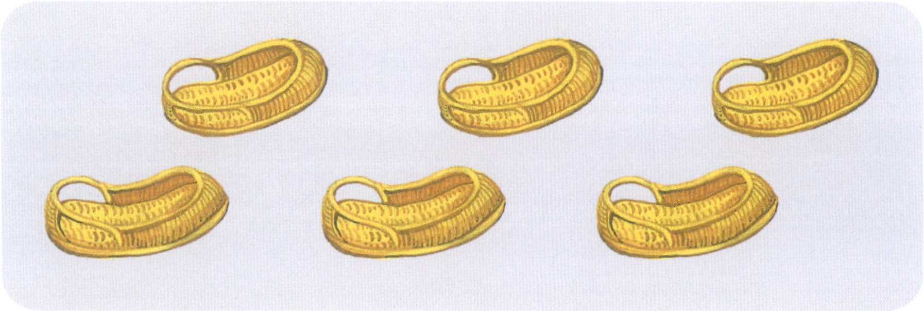

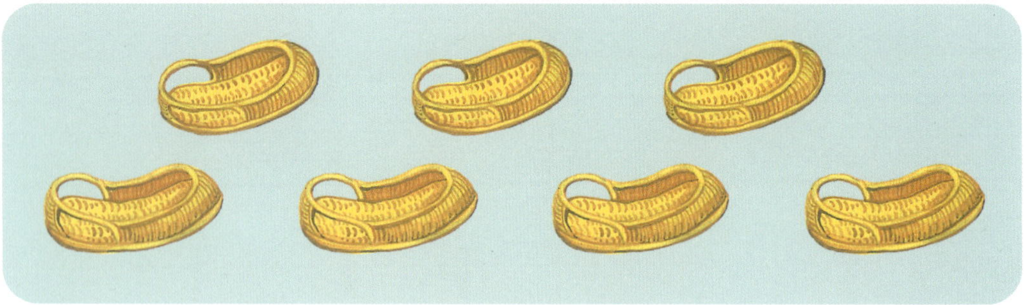

년   월   일   요일 이름

✏️ 집을 떠나기 전, 심청은 아버지를 위해 옷을 짓고 빨래와 다림질을 했어요. 점선을 따라서 아버지의 옷을 그리고 색칠해 보세요.

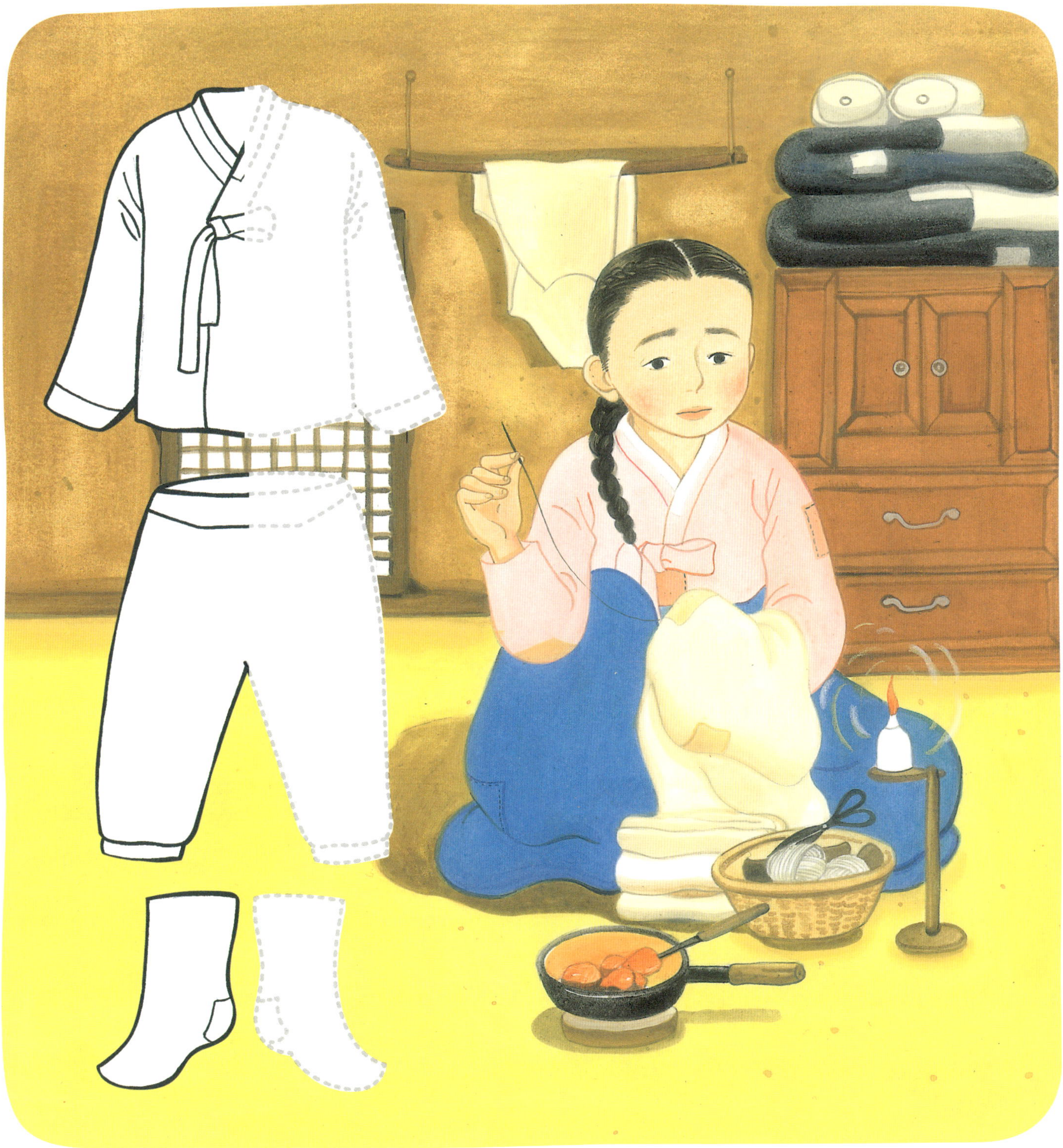

12

심청이 빨래한 아버지의 옷들이에요. 저고리를 모두 찾아 ○ 해 보세요.

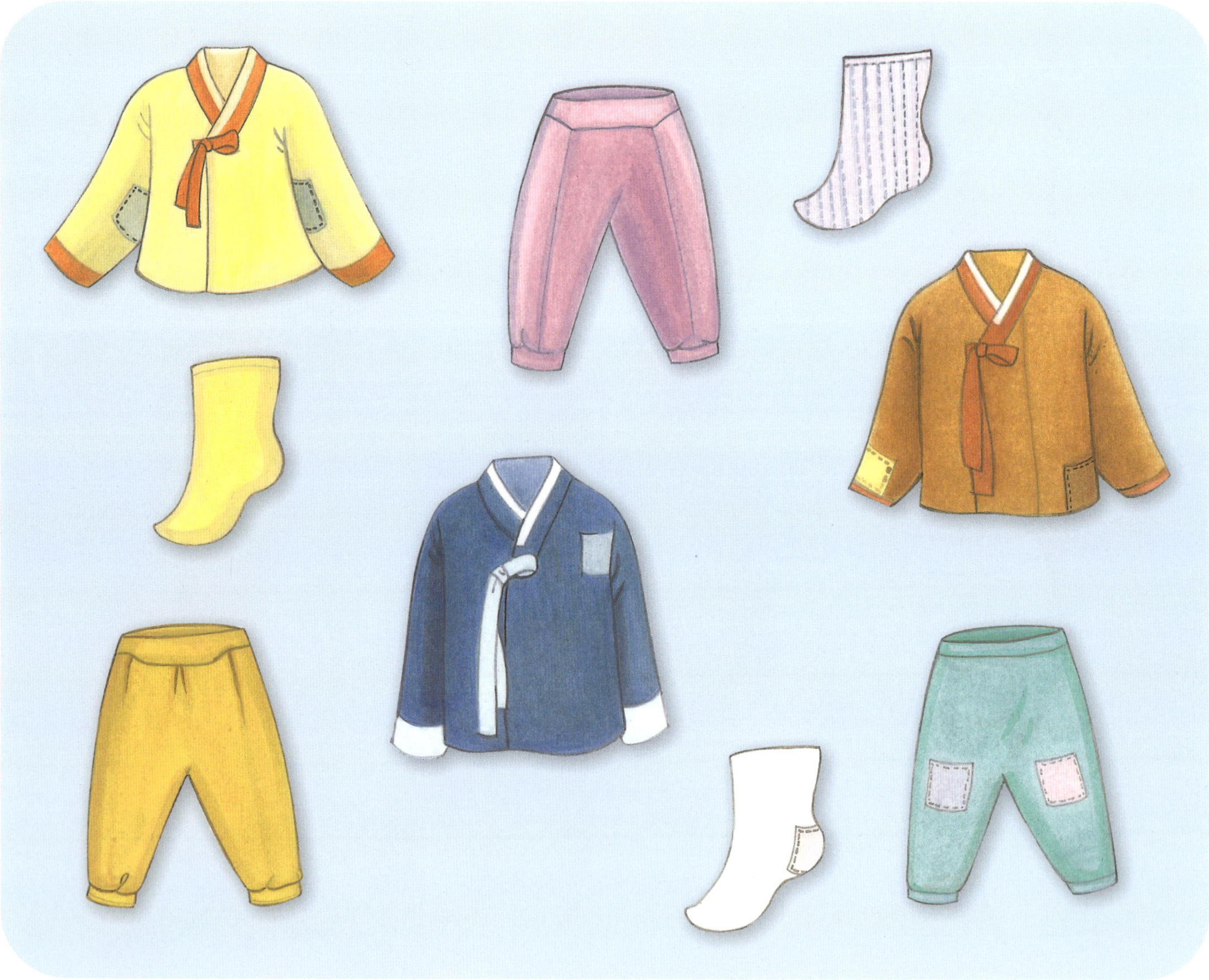

바지를 모두 찾아 △ 해 보세요.

버선을 모두 찾아 □ 해 보세요.

13

____년 ____월 ____일 ____요일 이름 _____

심청이 뱃사람들에게 팔려 간다는 소식을 듣고 심 봉사는 대성통곡했어요. 이별을 앞둔 두 사람의 슬픈 얼굴을 그려 보세요.

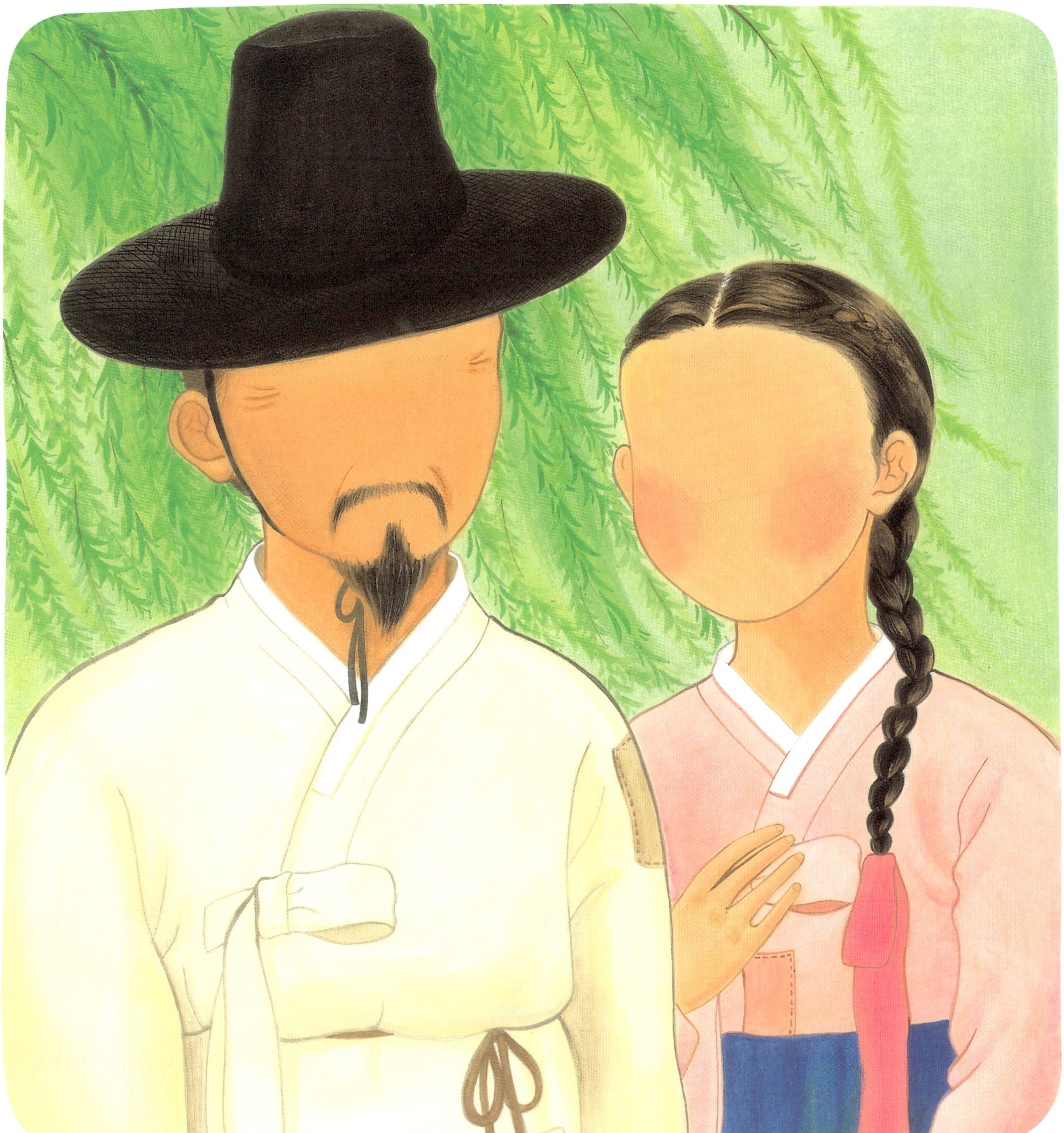

 심청의 나이는 열다섯 살이었어요. 1부터 15까지 순서대로 빈칸에 알맞은 숫자를 써 보세요.

1 2 3 4 5

6 7 8 9 10

☐ 12 13 14 ☐

년   월   일   요일 이름

심 봉사와 심청은 애절하게 서로를 부르며 이별했어요. 글자를 색칠하고 이름을 큰 소리로 불러 보세요.

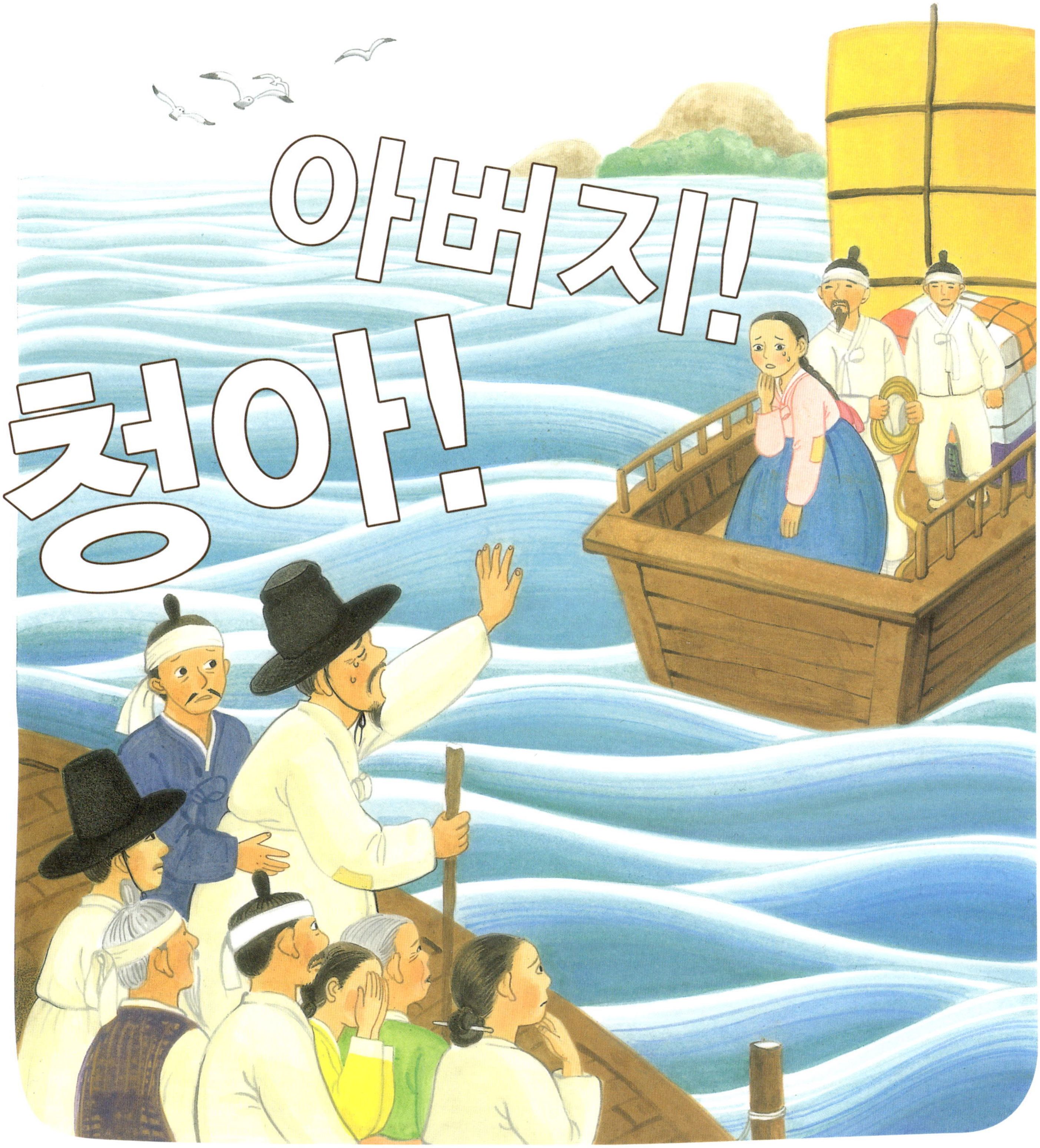

아버지!
청아!

31

이별하는 심 봉사와 심청의 마음을 잘 나타낸 말을 모두 찾아 ○ 해 보세요.

- 슬프다
- 콧노래를 부르다
- 가슴이 찢어지다
- 기쁘다
- 서글프다
- 눈물이 흐르다
- 즐겁다
- 행복하다

15

년 월 일 요일 이름

심청을 태운 배가 인당수에 들어서자 풍랑이 거세져 배가 뒤집힐 것 같았어요. 심청이 인당수에 뛰어드는 모습을 색칠해 보세요.

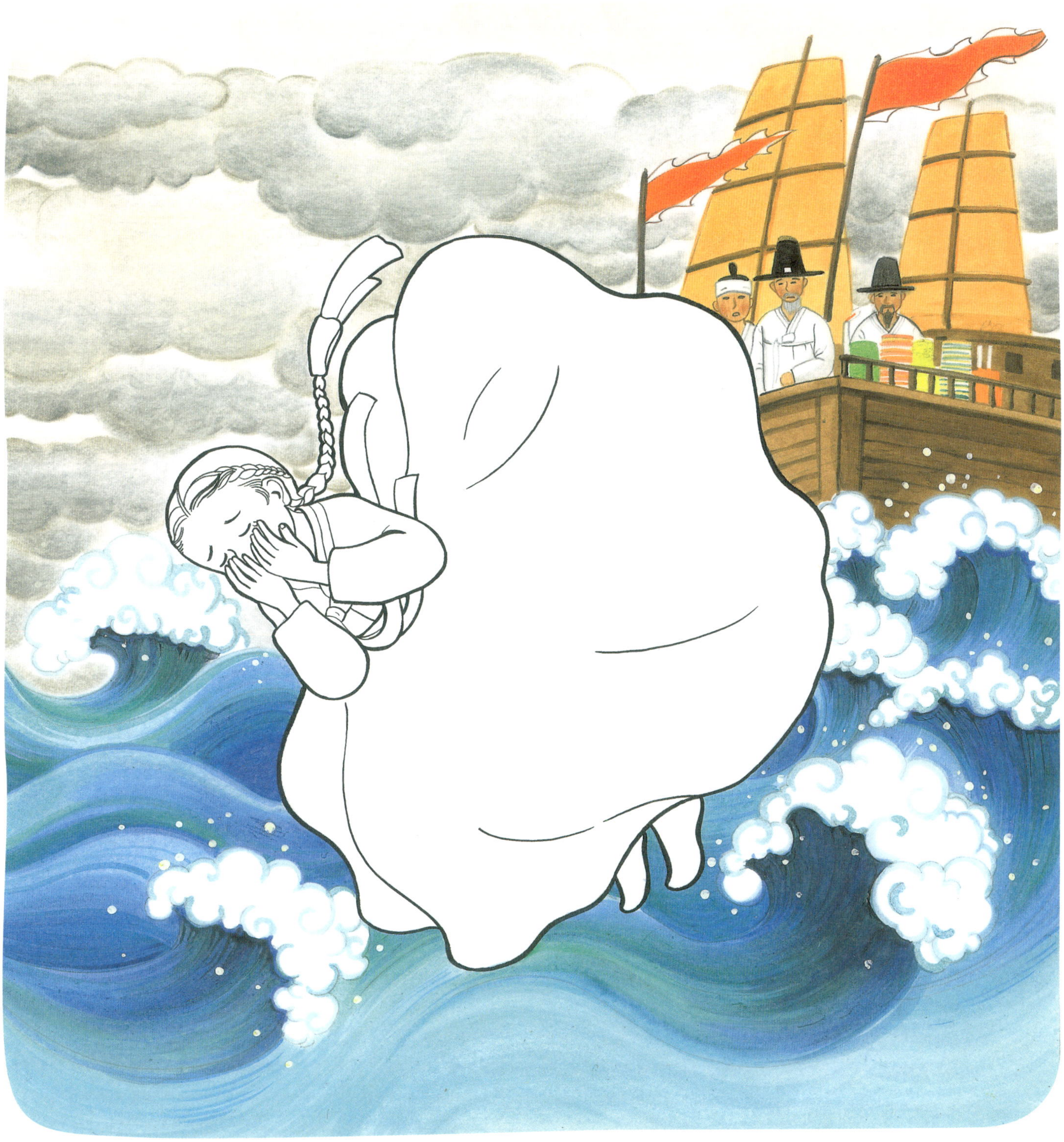

15

인당수로 가는 바다에는 여러 모양의 배들이 있었어요. 보기 와 똑같은 모양의 배를 모두 찾아 ○ 해 보세요.

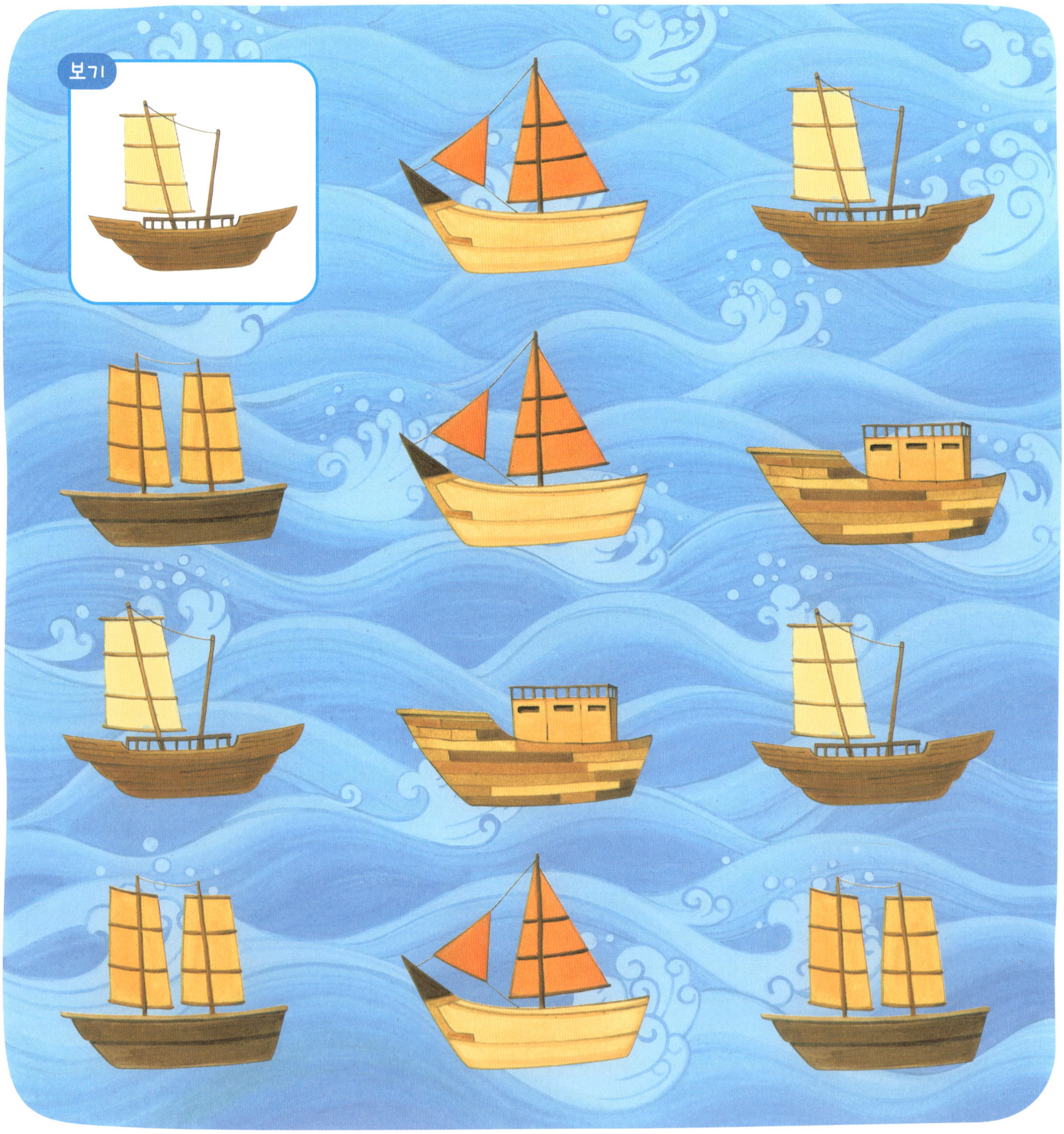

16

년 월 일 요일 이름

용왕님은 용궁 신하들에게 심청을 왕비처럼 귀하게 모셔 오라고 명령했어요. 깊은 바닷속 용궁의 모습을 예쁘게 색칠해 보세요.

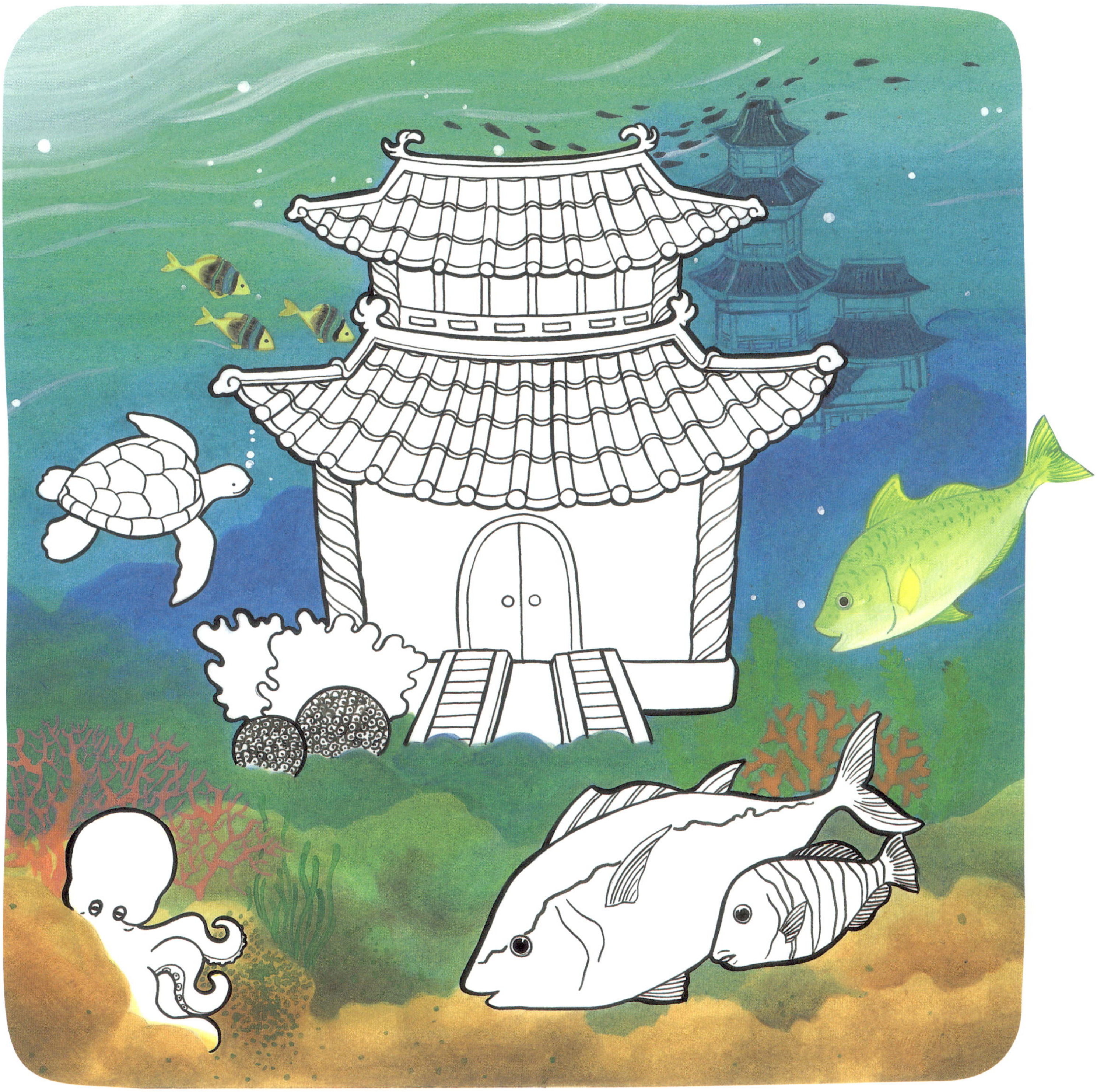

16

바닷속에는 희귀한 동물들이 많이 살고 있었어요. 바닷속에 사는 것을 모두 찾아 ○ 해 보세요.

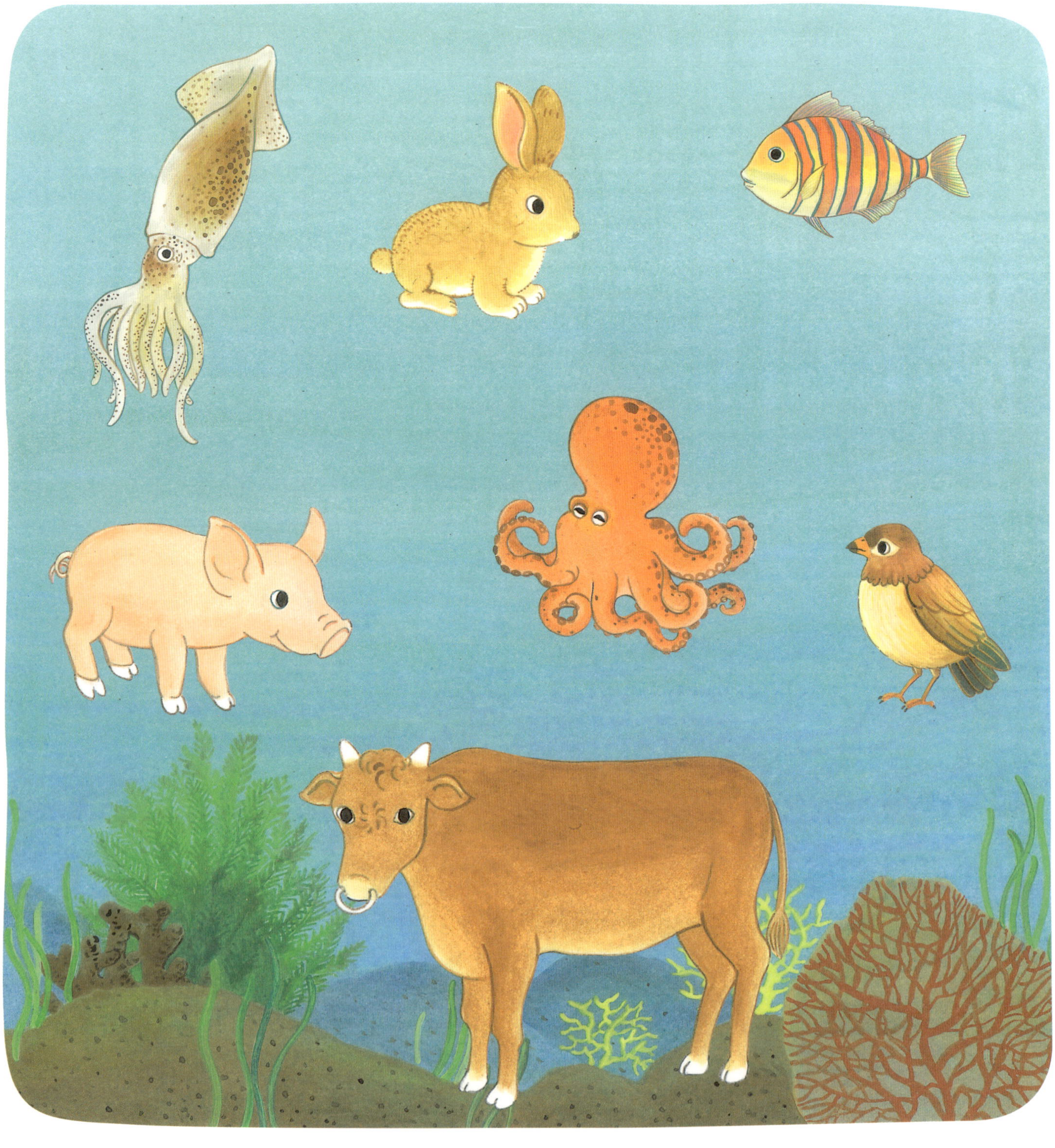

17

년 월 일 요일 이름

용왕님은 심청에게 아름다운 옷과 맛있는 음식, 화려한 방과 하인들을 선물했어요. 아름답게 꾸민 심청의 모습을 색칠해 보세요.

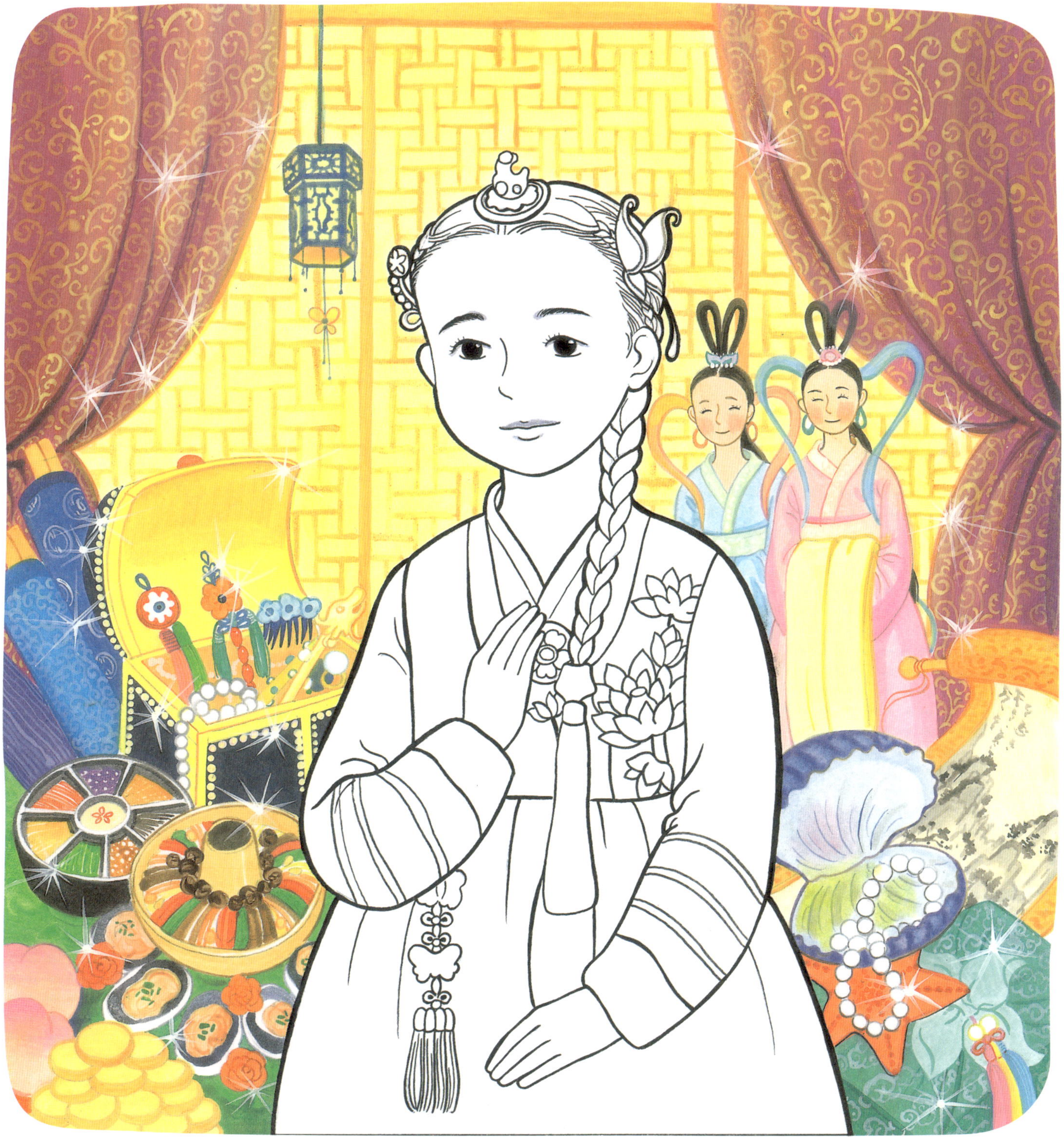

17

바닷속 조개에는 진주가 가득했어요. 진주를 세어서 빈칸에 알맞은 숫자를 써 보세요.

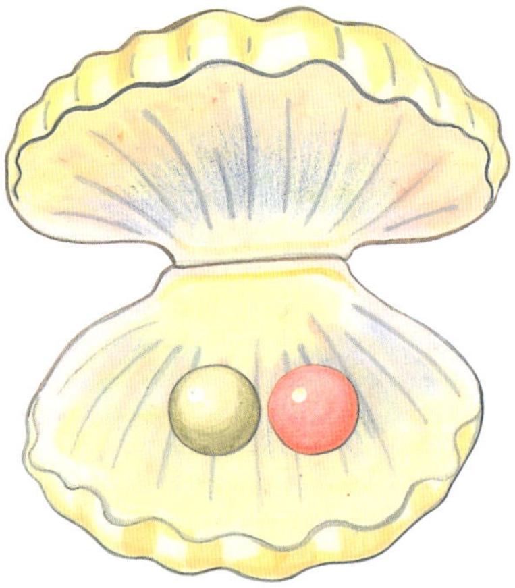

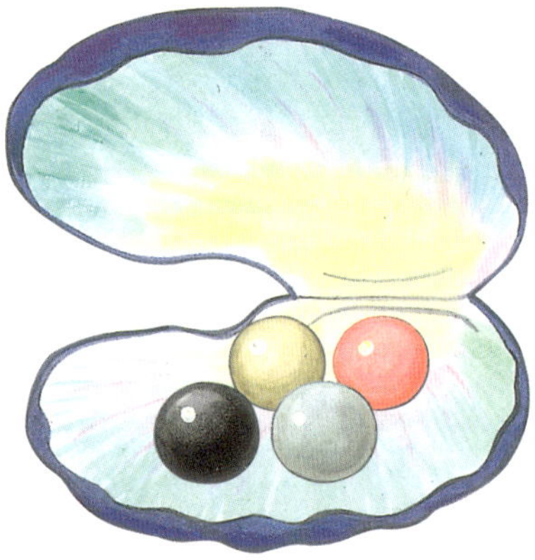

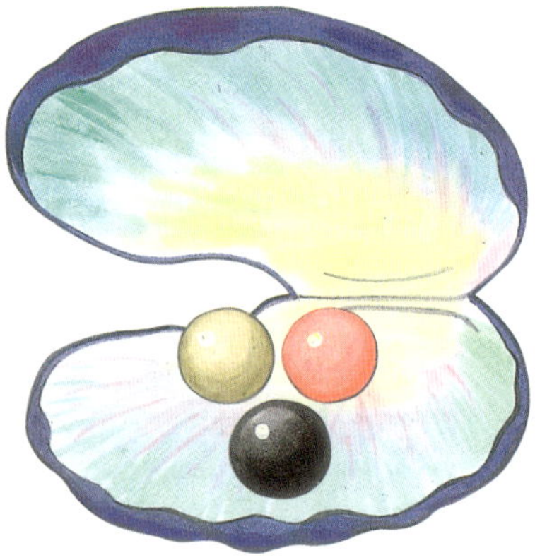

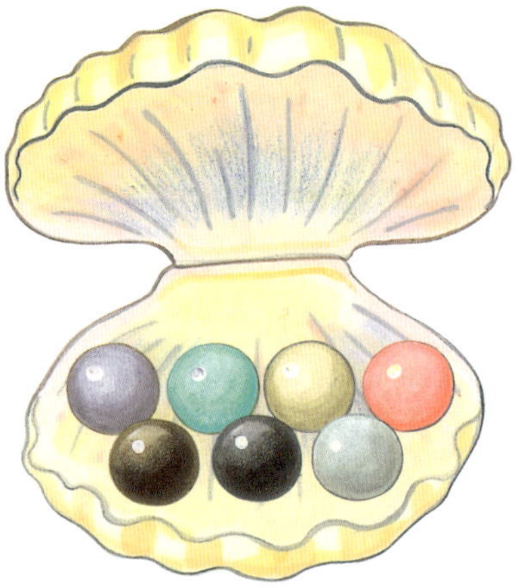

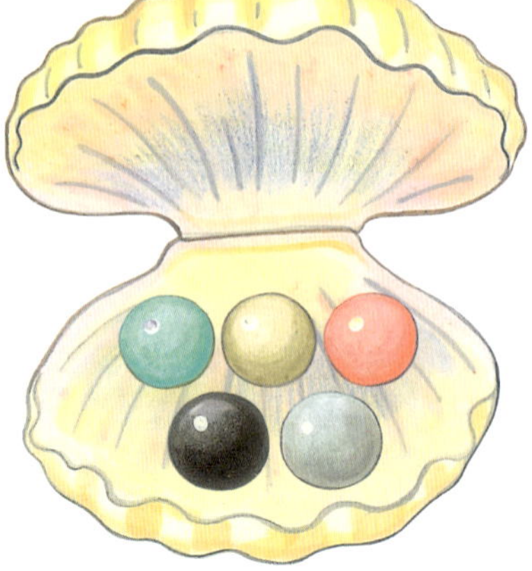

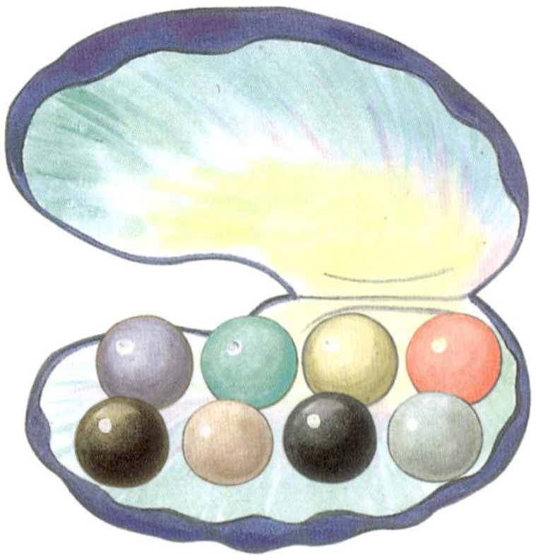

년   월   일   요일 이름

✏️ 뱃사람들이 주고 간 재물로 심 봉사의 형편이 나아지자 이웃 마을의 뺑덕 어미가 후처로 나섰어요. 욕심 많고 마음씨 고약한 뺑덕 어미의 모습을 색칠해 보세요.

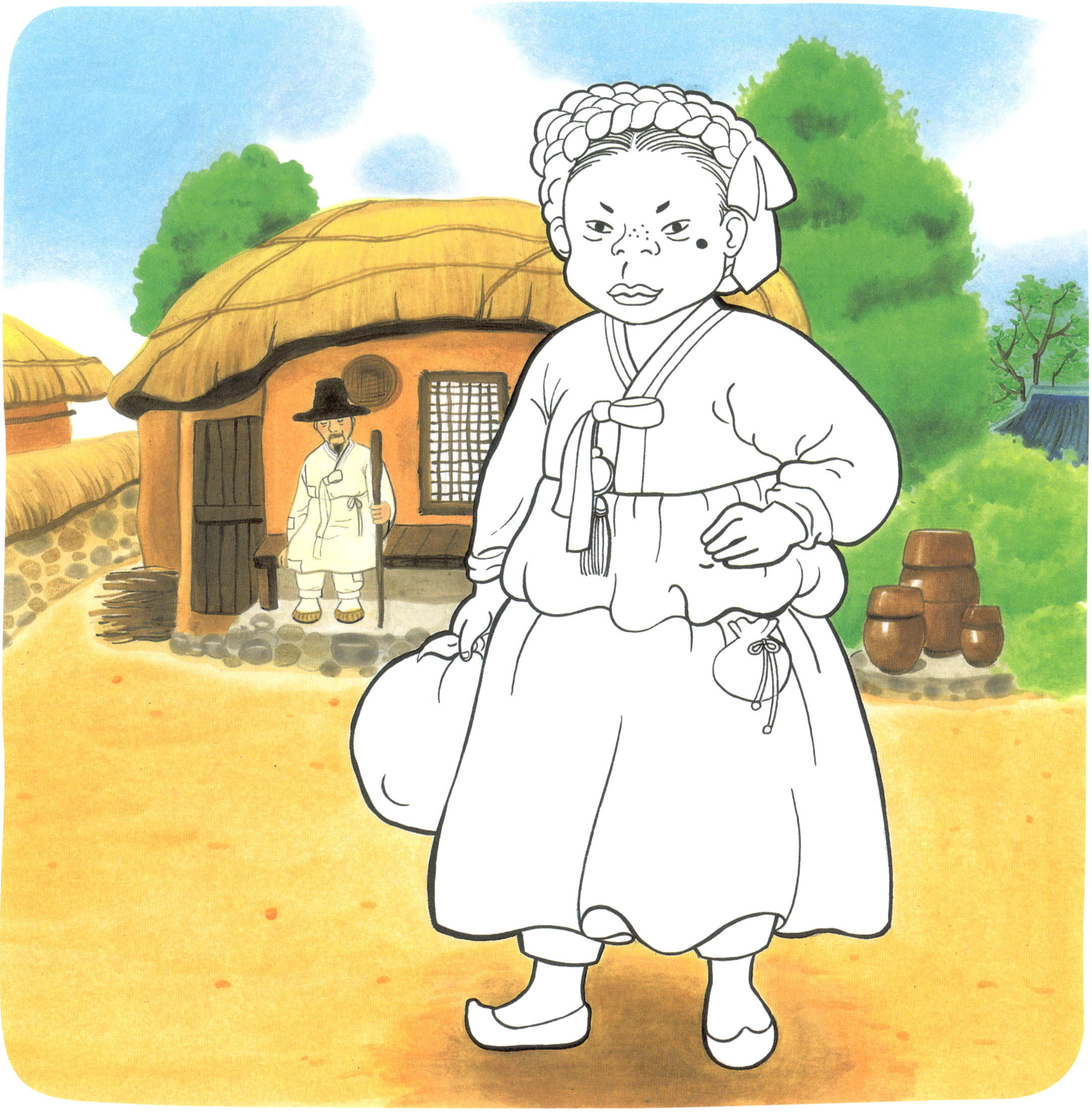

18

✏️ 뺑덕 어미가 빼돌린 심 봉사의 재산을 색칠하고, 남은 수를 세어 빈칸에 숫자를 써 보세요.

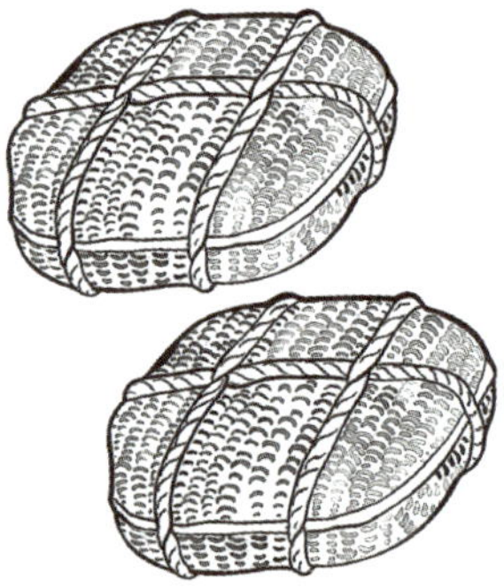

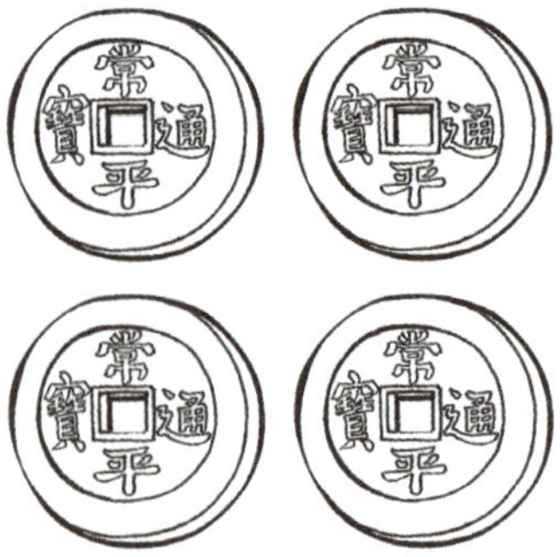

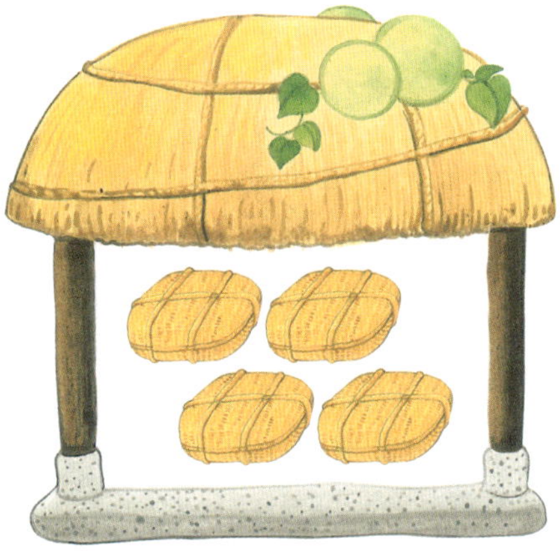

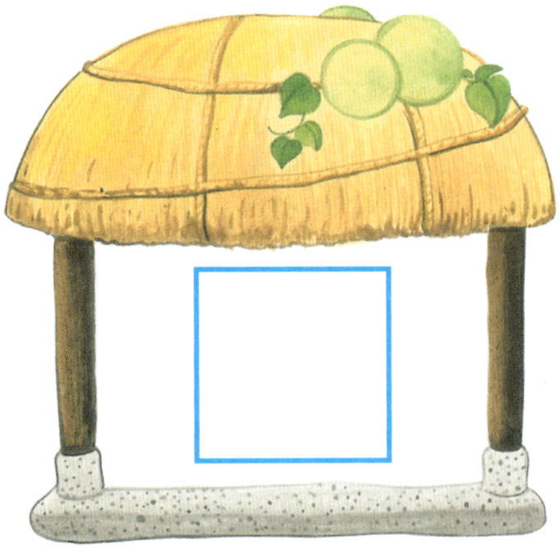

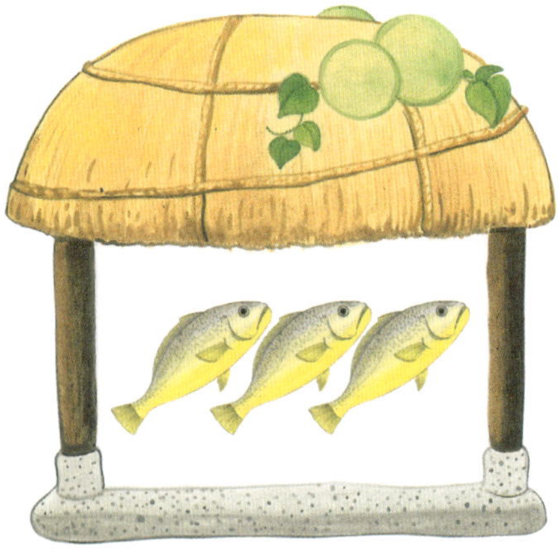

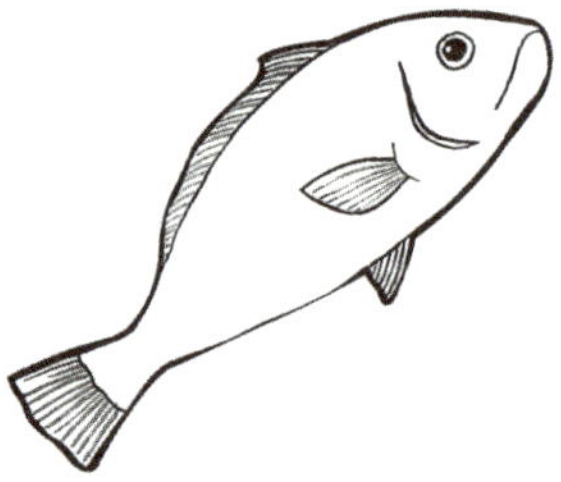

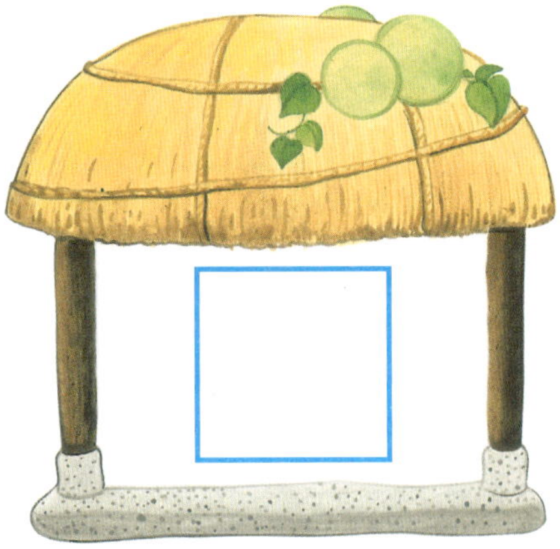

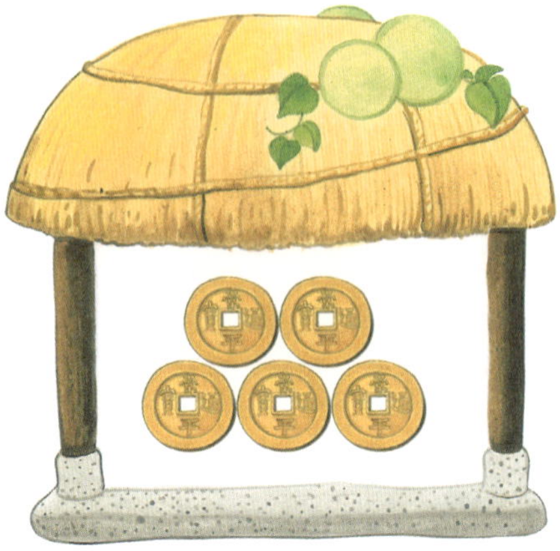

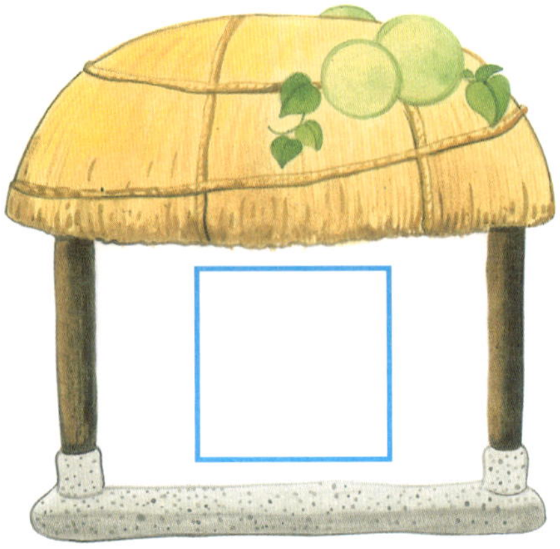

년   월   일   요일 이름

✏️ 용궁에서 행복하게 지내던 심청은 세상으로 돌아가라는 용왕님의 명령에 커다란 연꽃을 타고 인당수로 떠올랐어요. 심청이 탄 연꽃을 예쁘게 색칠해 보세요.

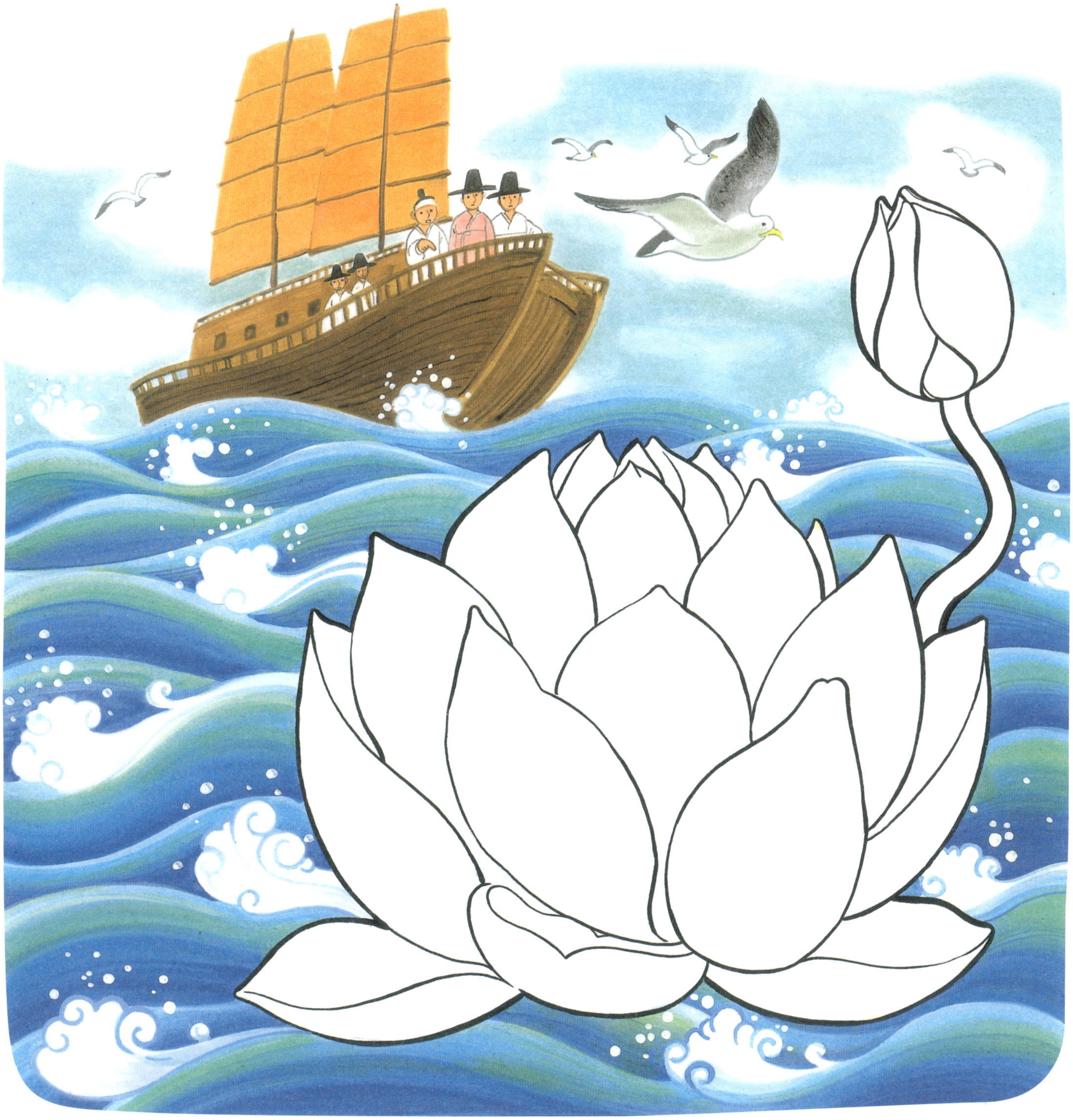

19

연꽃의 크기가 큰 것부터 순서대로 빈칸에 숫자를 써 보세요.

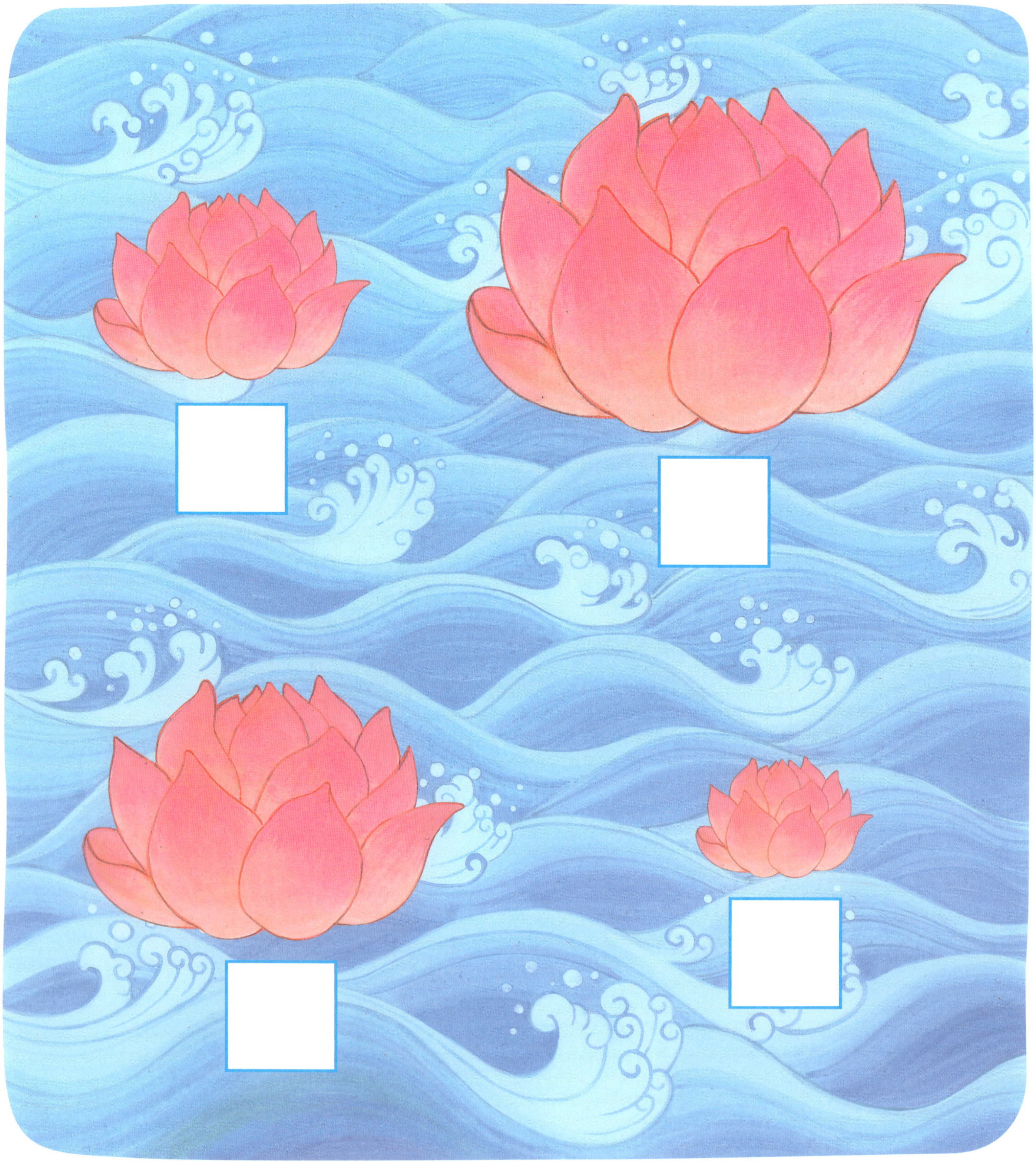

년   월   일   요일 이름

✏️ 뱃사람들은 인당수에 떠오른 연꽃을 건져 임금님께 바쳤어요.
연꽃에서 나온 눈부시게 아름다운 심청의 모습을 색칠해 보세요.

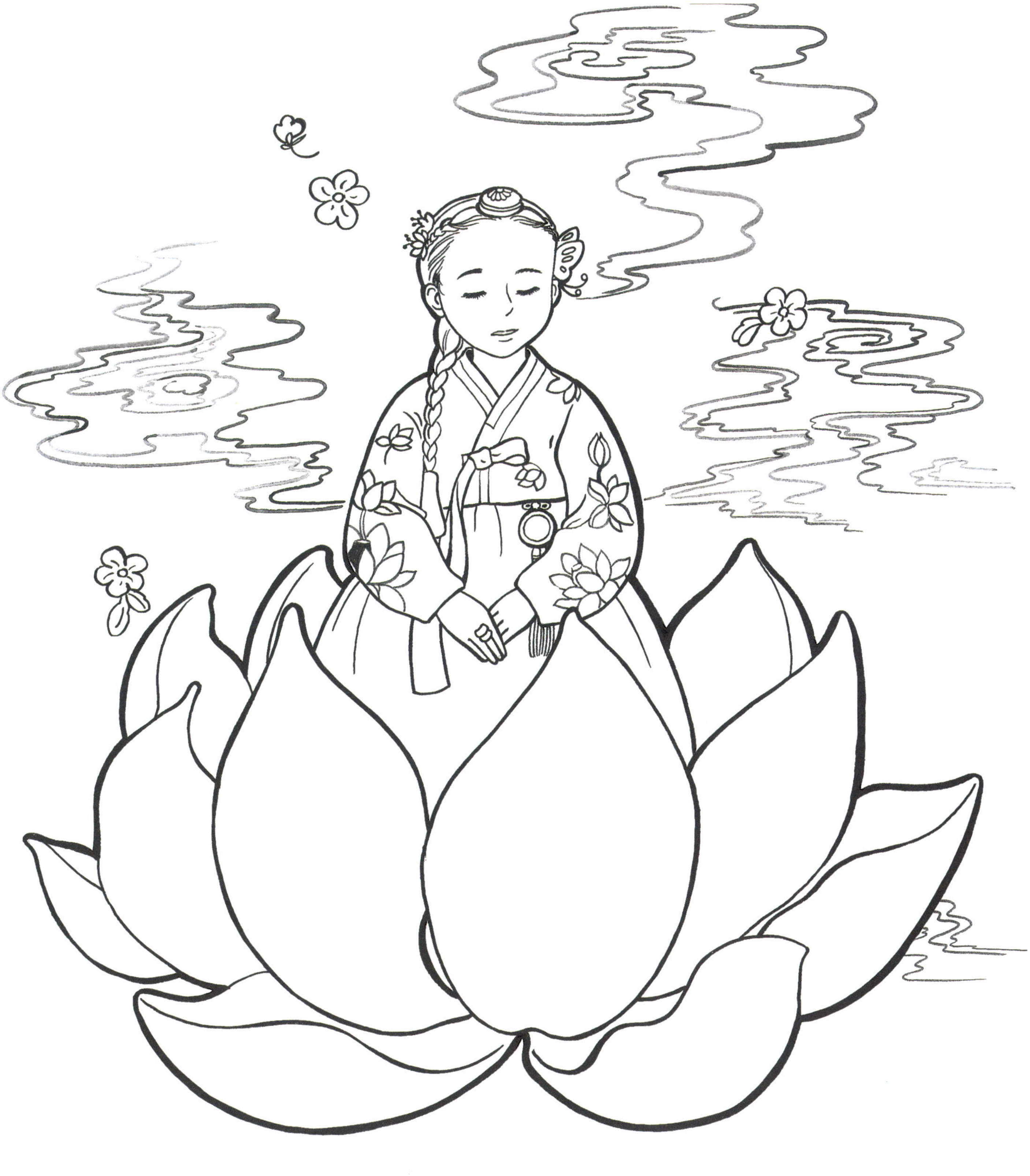

심청을 생각하면 떠오르는 말을 아래에서 모두 찾아 ◯ 해 보세요.

착하다

심술궂다

게으르다

효녀

연꽃

왕비

욕심쟁이

예쁘다

한심하다

부지런하다

년   월   일   요일 이름

✏️ 왕비가 된 심청은 아버지를 찾기 위해 맹인들을 위한 잔치를 열고 전국 곳곳에 방을 붙였어요. 아래의 방을 읽고 '맹인'이라는 글자가 나올 때마다 박수를 쳐 보세요.

> 전국 맹인들은 신분의 귀천을 떠나
> 궁궐에서 열리는 맹인 잔치에
> 모두 참석하시오.
> 전국의 수령들은 전라도의 맹인,
> 경상도의 맹인, 함경도의 맹인,
> 평안도의 맹인 할 것 없이 모두
> 잔치에 참석하게 하시오.

✏️ '맹인'이라는 글자를 모두 찾아 ○ 해 보세요.

✏️ '맹인'이라는 글자가 모두 몇 번 나오는지 빈칸에 숫자를 써 보세요.

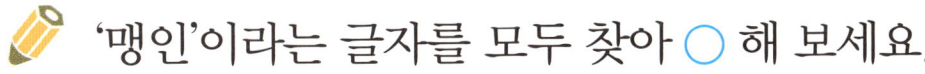 번

✏️ 전국 팔도의 맹인들이 모두 모였어요. 아래에서 숫자 '8'을 모두 찾아 ○ 해 보세요.

6	7	8	9	11
4	6	5	2	1
3	8	4	9	8
8	2	7	3	6

✏️ '8에 1을 더한 수'를 모두 찾아 △ 해 보세요.

✏️ '8에서 1을 뺀 수'를 모두 찾아 □ 해 보세요.

뺑덕 어미에게 버림받은 심 봉사도 잔치에 참석하기 위해 궁궐로 향했어요. 심 봉사가 궁궐로 가는 길을 선으로 연결해 보세요.

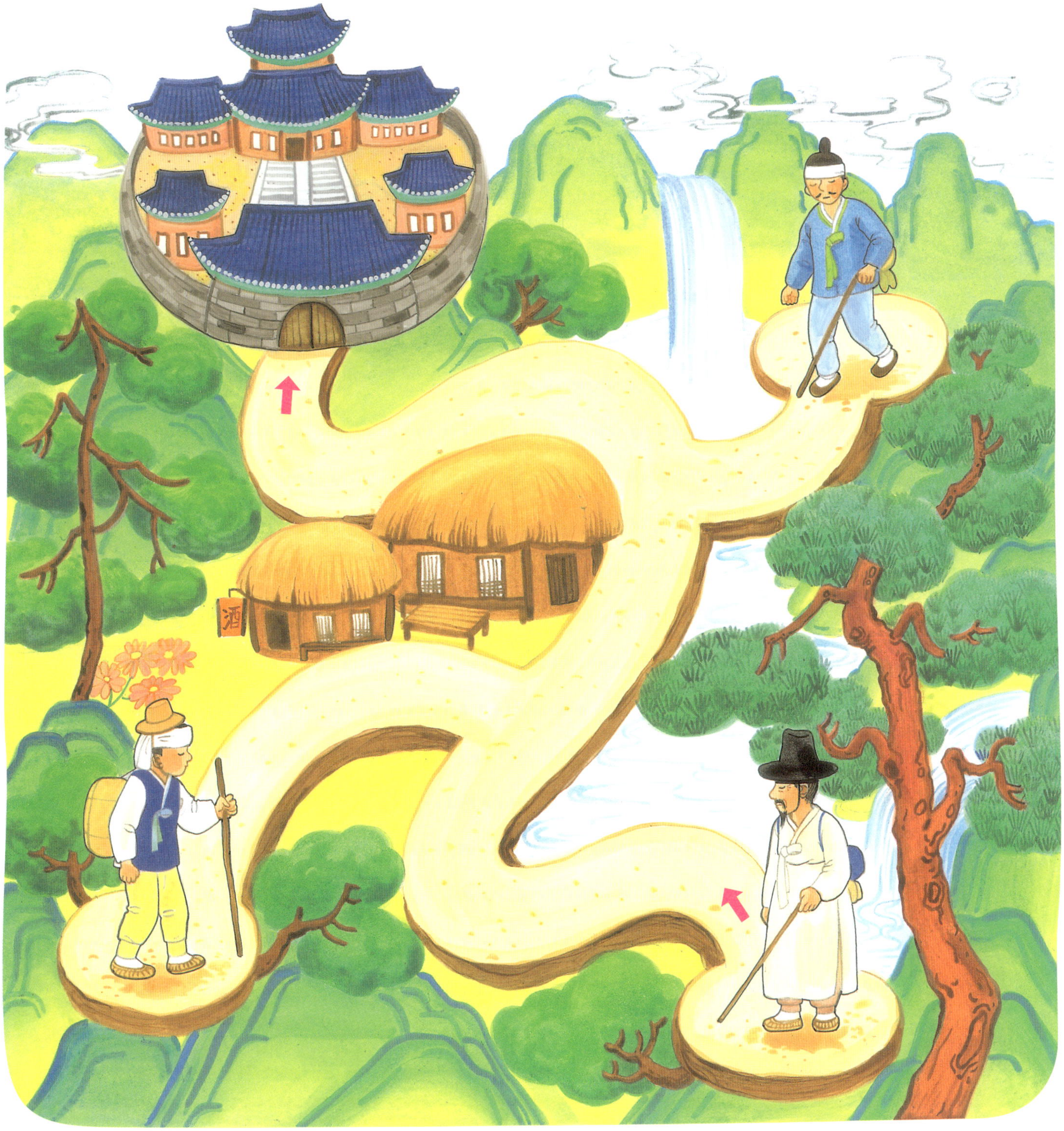

22

심청이 살던 시대에는 전국이 8도로 나뉘었어요. 8도를 구분하여 색칠해 보세요.

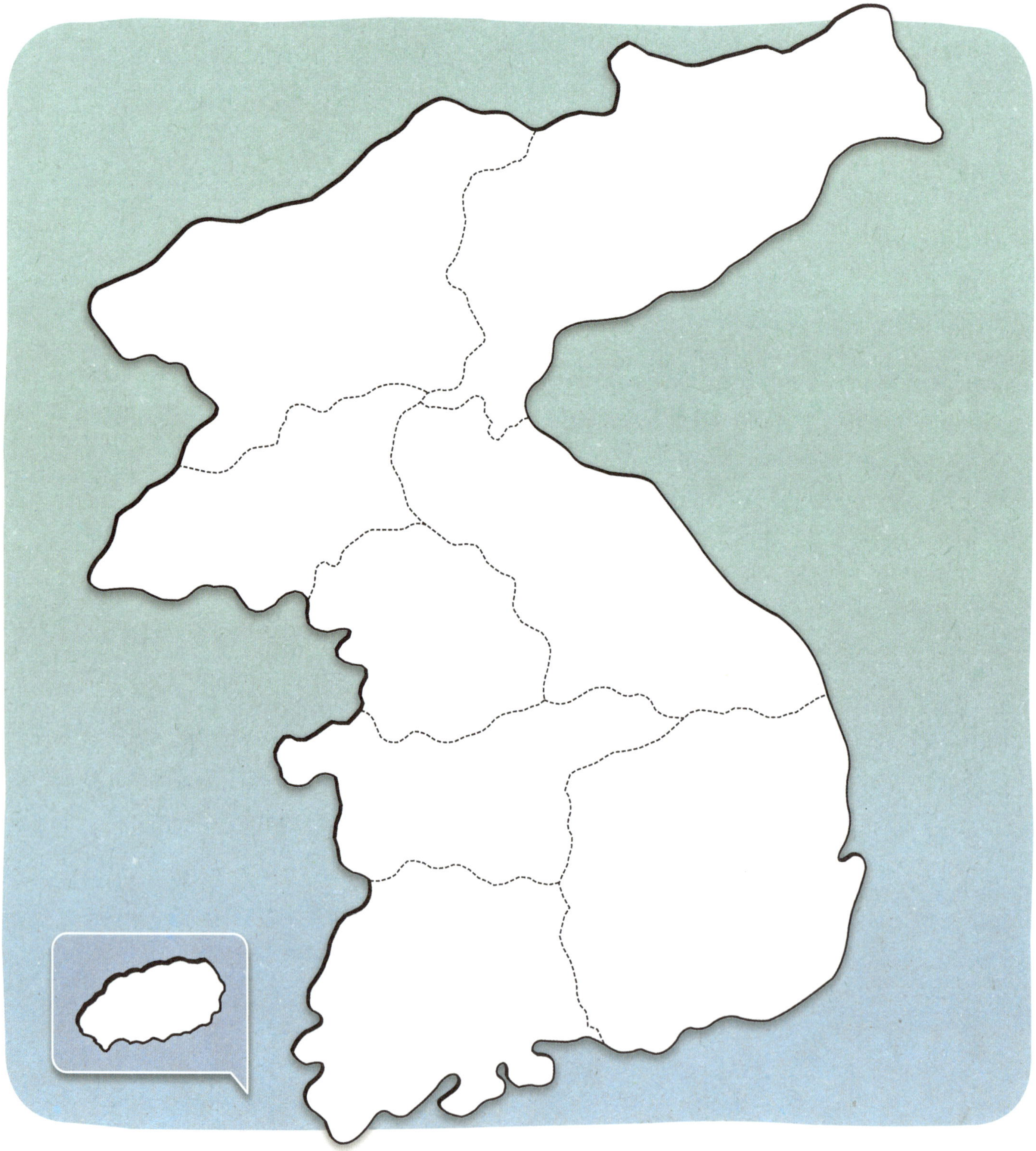

23

년 월 일 요일 이름

맹인들을 위한 잔치에는 맛있는 음식과 풍악이 가득했어요.
어떤 음식들이 차려졌을지 생각해서 빈 접시에 그려 보세요.

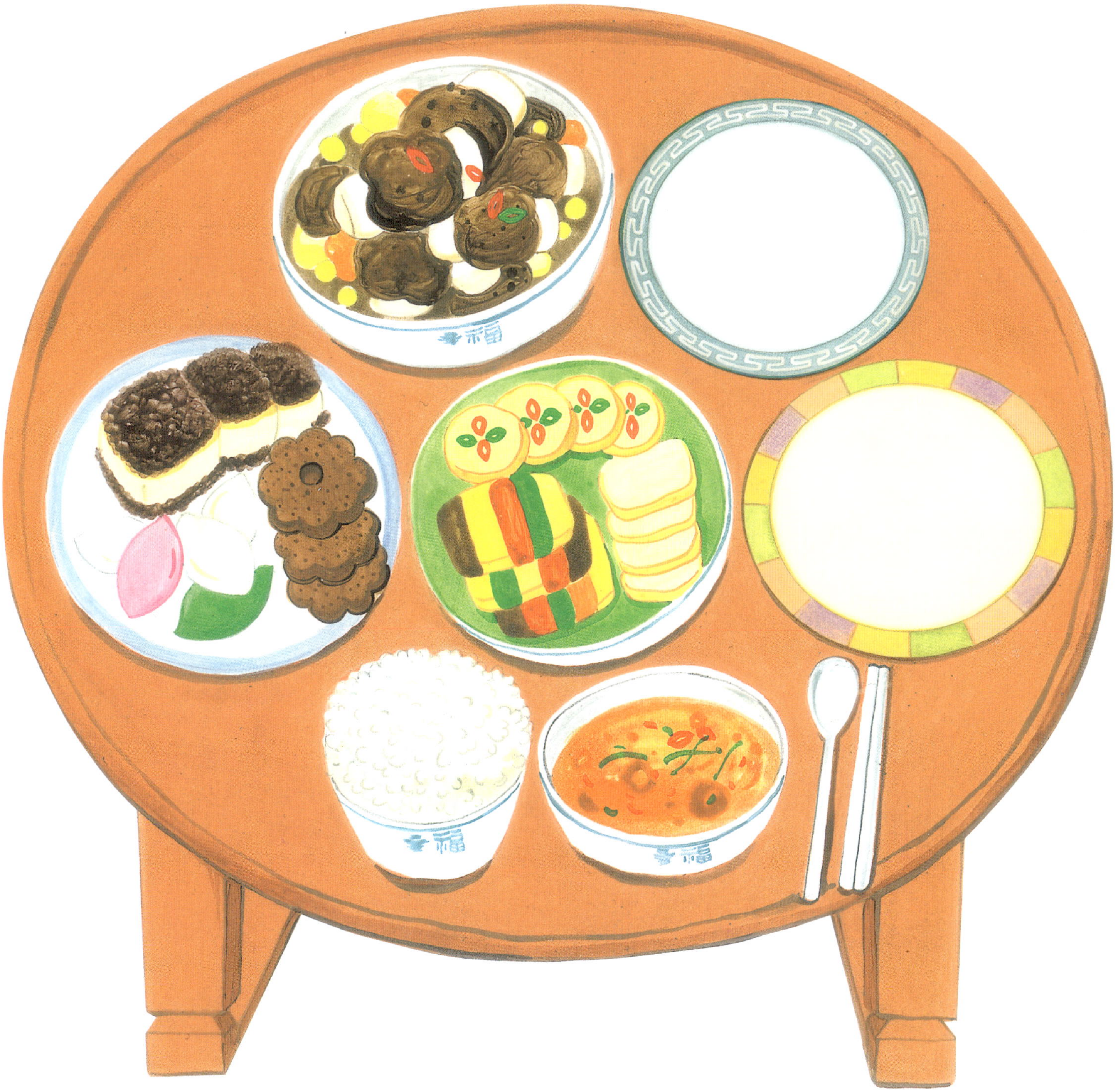

✏️ 잔치에 사용된 악기 중 장구 그림을 잘 보고 아래 물음에 답해 보세요.

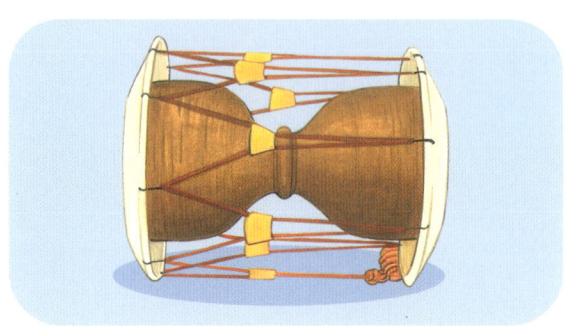

✏️ 반으로 접힌 종이를 모양에 따라 오리고 펼쳤을 때 위와 똑같은 모양이 되는 것을 골라 ○ 해 보세요.

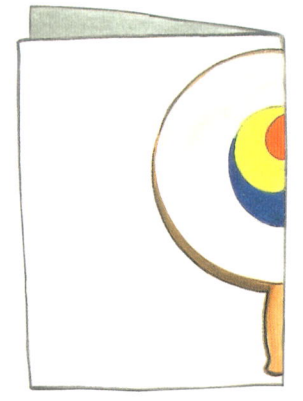 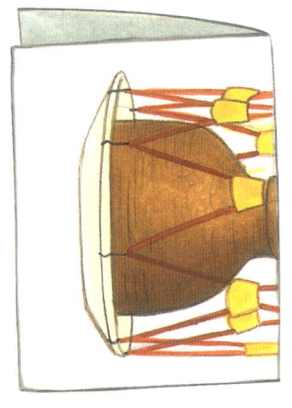 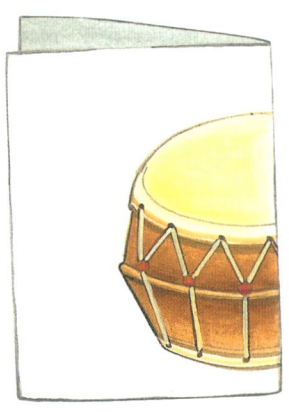

✏️ 아래의 여러 가지 악기를 색칠해 보세요.

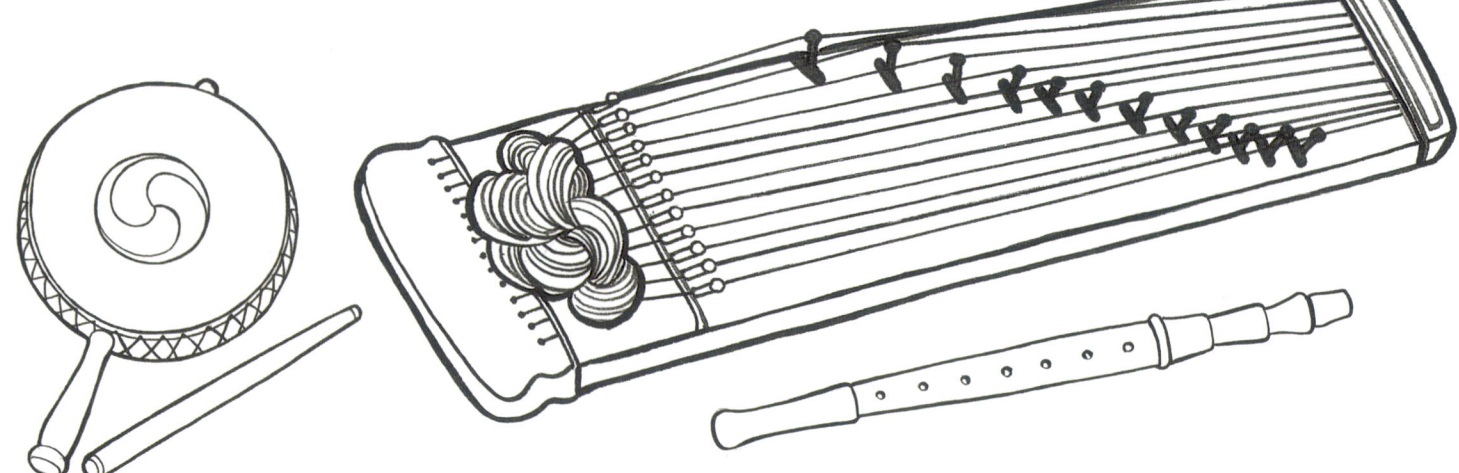

24

년 월 일 요일 이름

심청은 잔치에 모인 맹인들 틈에서 아버지를 애타게 찾아 헤맸어요.
심청이 다닌 길을 손을 떼지 말고 한 번에 선으로 연결해 보세요.

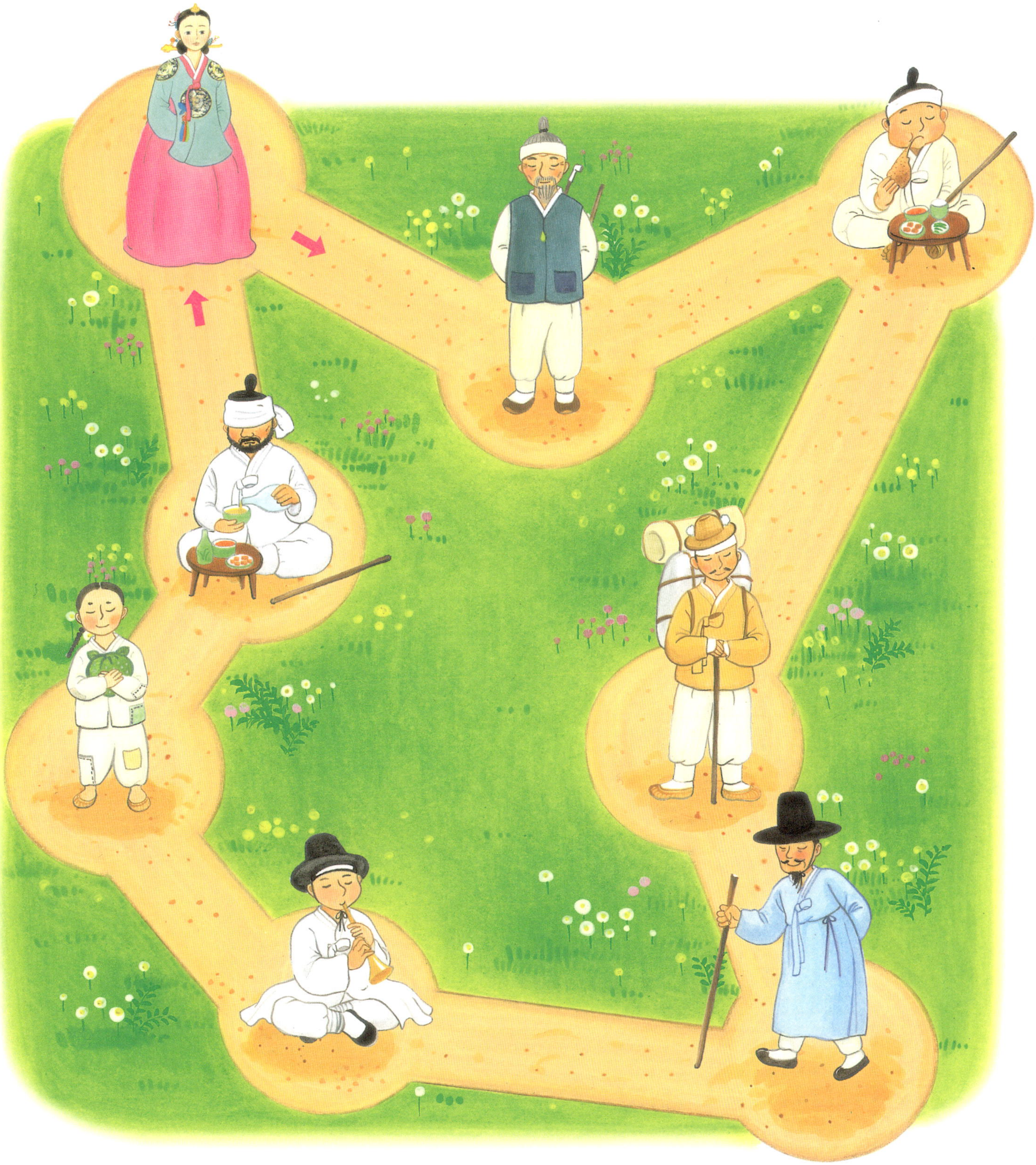

1부터 10까지 숫자를 따라서 선을 그렸어요. 위의 그림을 잘 보고, 아래 빈 곳에 똑같이 선을 그려 보세요.

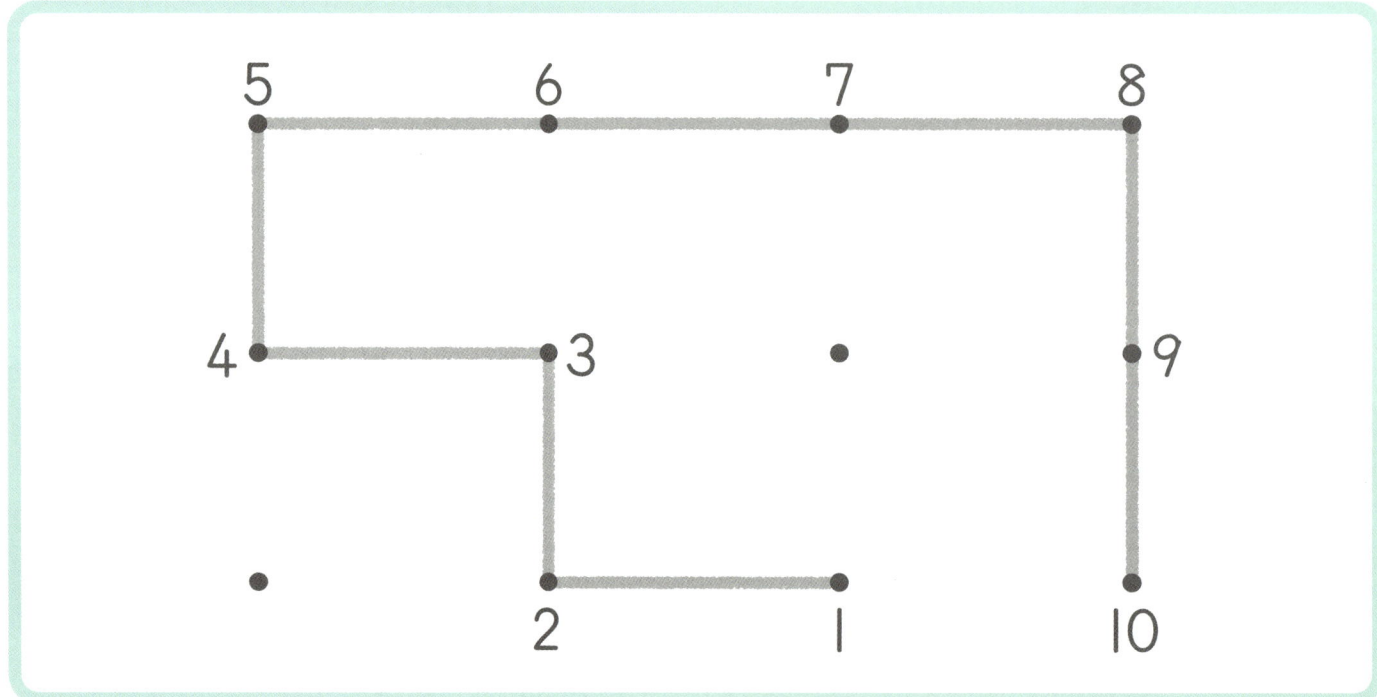

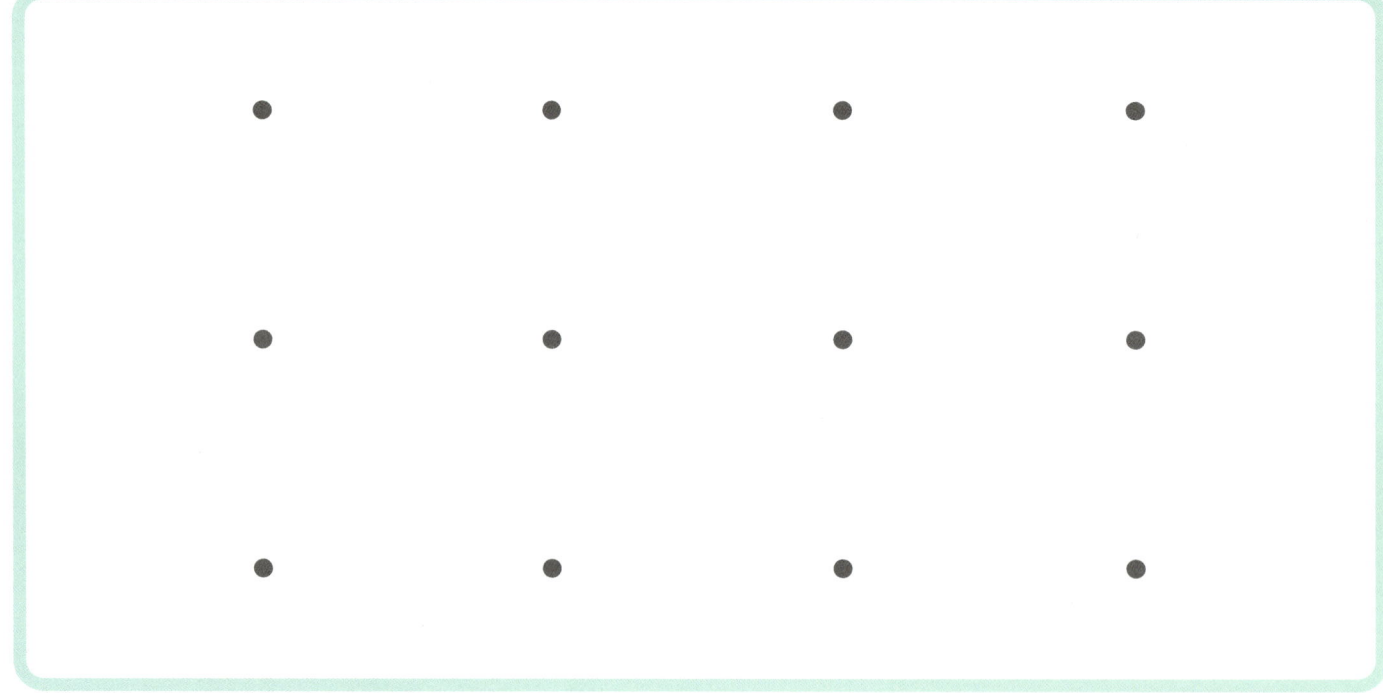

년   월   일   요일   이름

✏️ 잔치의 마지막 날, 심청은 초라한 모습으로 나타난 아버지를 발견하고 대성통곡했어요. 마침내 심청과 심 봉사가 만나는 모습을 색칠해 보세요.

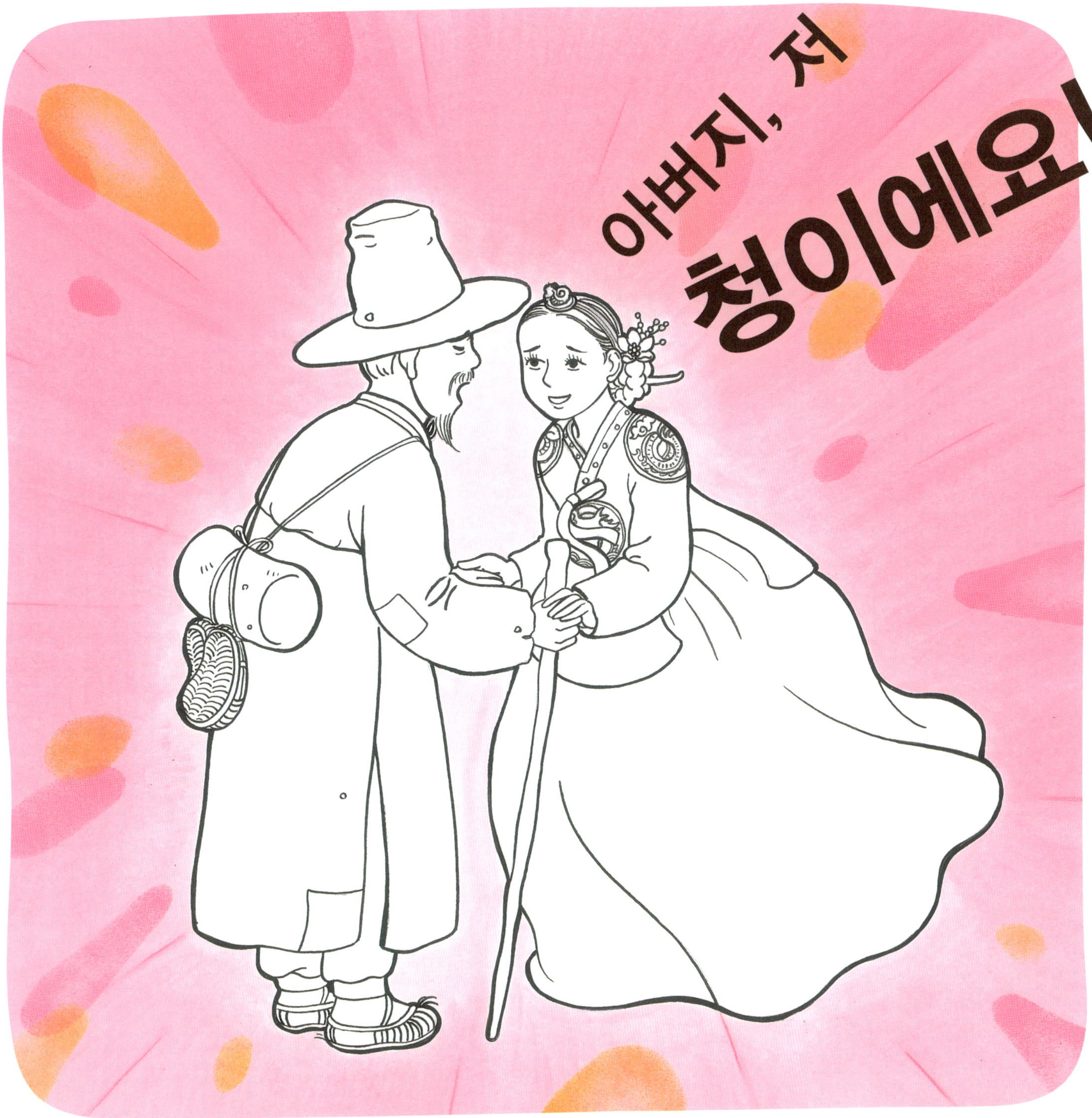

아버지, 저 청이에요!

53

25

심청이 부르는 소리에 심 봉사는 깜짝 놀라 눈을 번쩍 떴어요. 번쩍 뜨인 심 봉사의 눈을 그려 보세요.

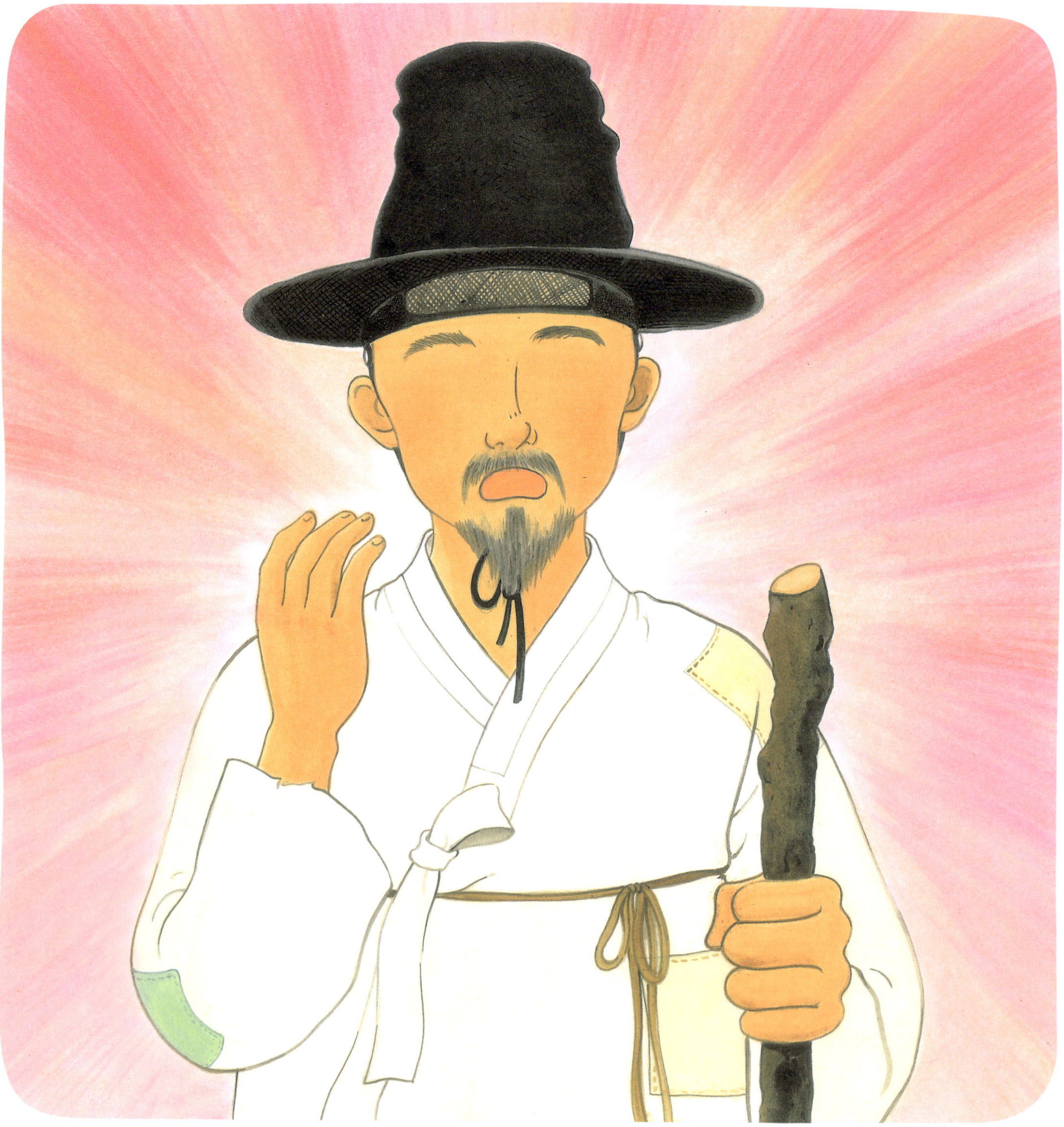

년 월 일 요일 이름

눈을 뜬 심 봉사는 평생 보고 싶던 심청의 얼굴을 보고 기뻐서 어쩔 줄 몰랐어요. 얼싸안고 기쁨의 눈물을 흘리는 심 봉사와 심청의 모습을 색칠해 보세요.

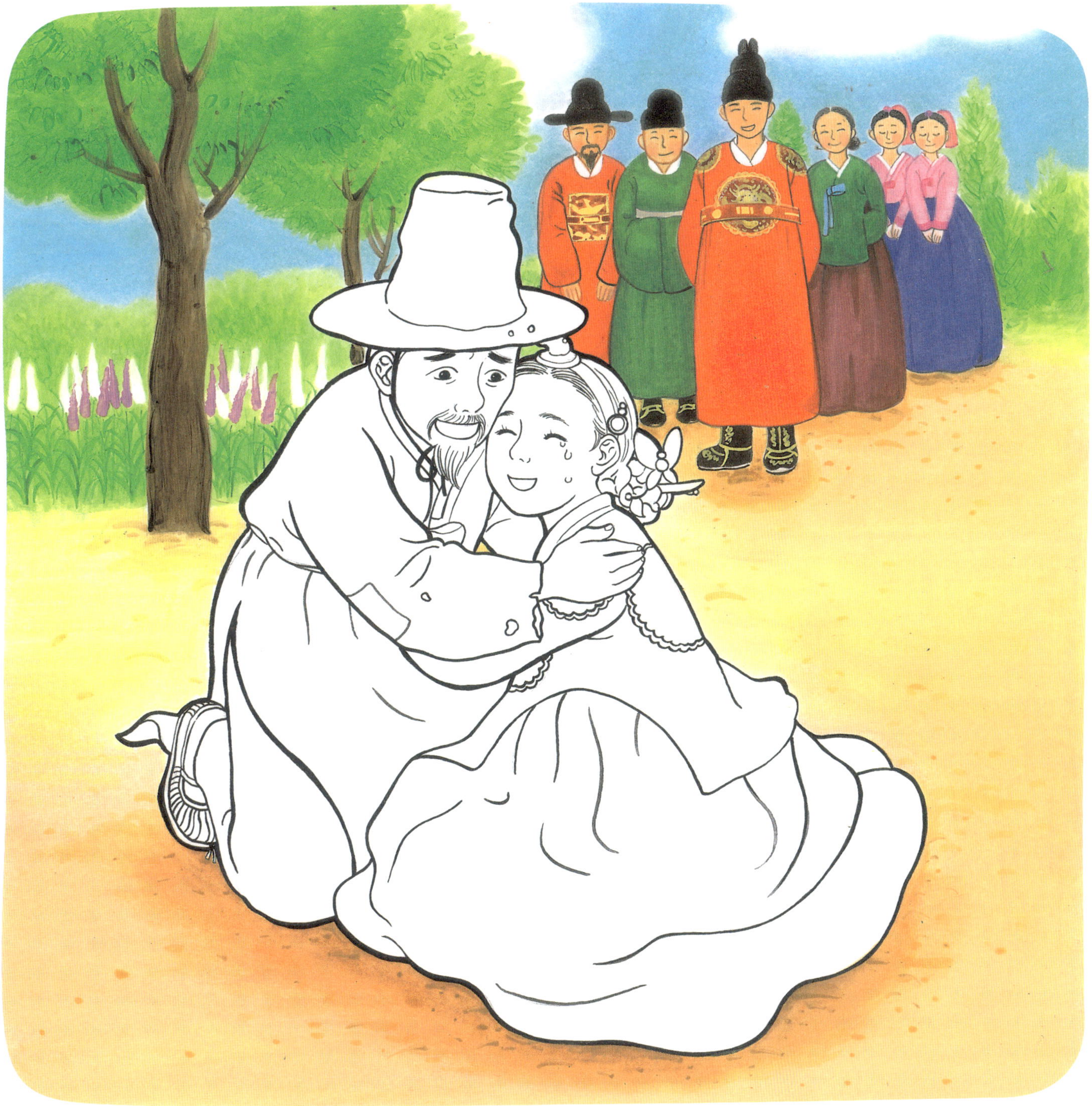

아래 속담을 잘 보고 빈칸에 들어갈 알맞은 말을 보기에서 골라 써 보세요.

보기

태산   바람   콩   팥

떡잎   탑   안경

- 갈수록 _____ 이다.

- 가지 많은 나무에 _____ 잘 날 없다.

- 공든 _____ 이 무너지랴.

- 잘 자랄 나무 _____ 부터 알아본다.

- 콩 심은 데 _____ 나고 팥 심은 데 _____ 난다.

- 제 눈에 _____ 이다.

심청을 만난 심 봉사는 말끔한 새 옷으로 갈아입었어요. 심 봉사의 새 옷을 예쁘게 색칠해 보세요.

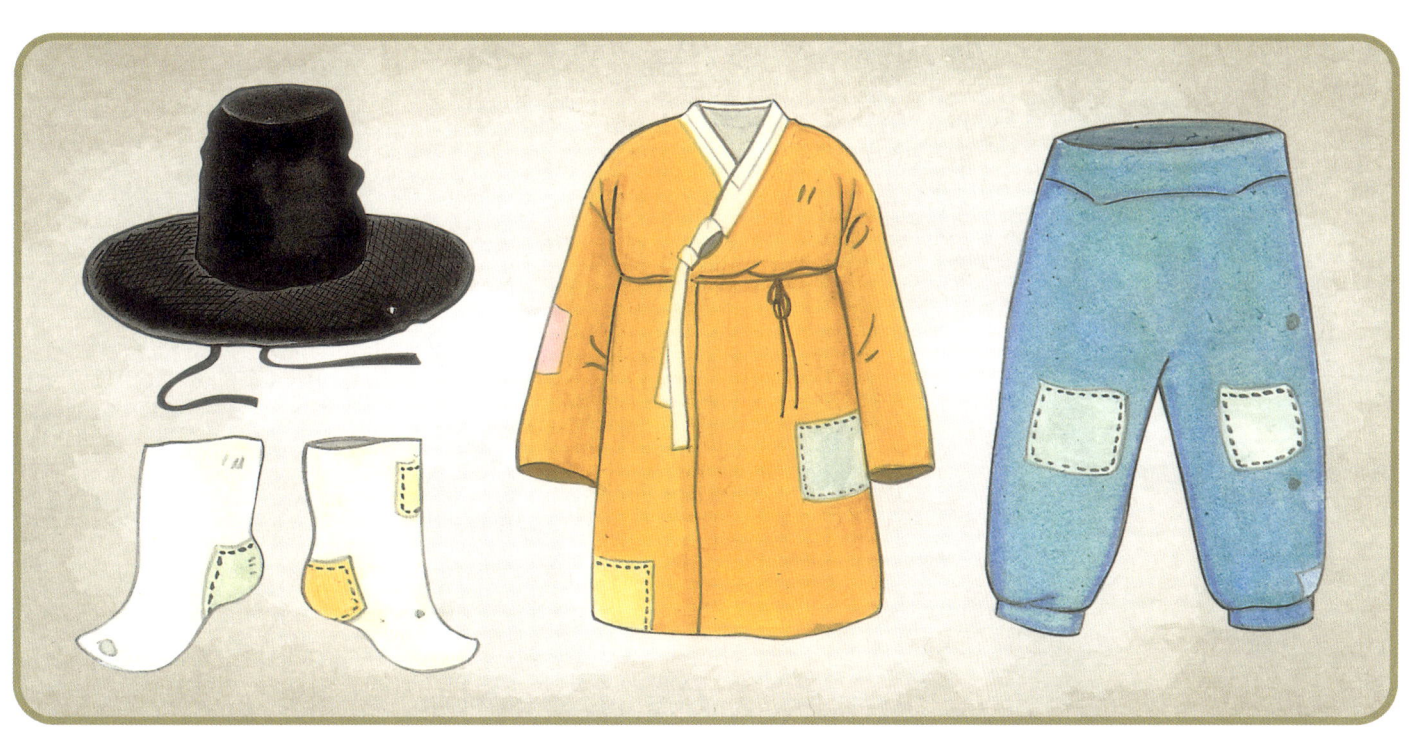

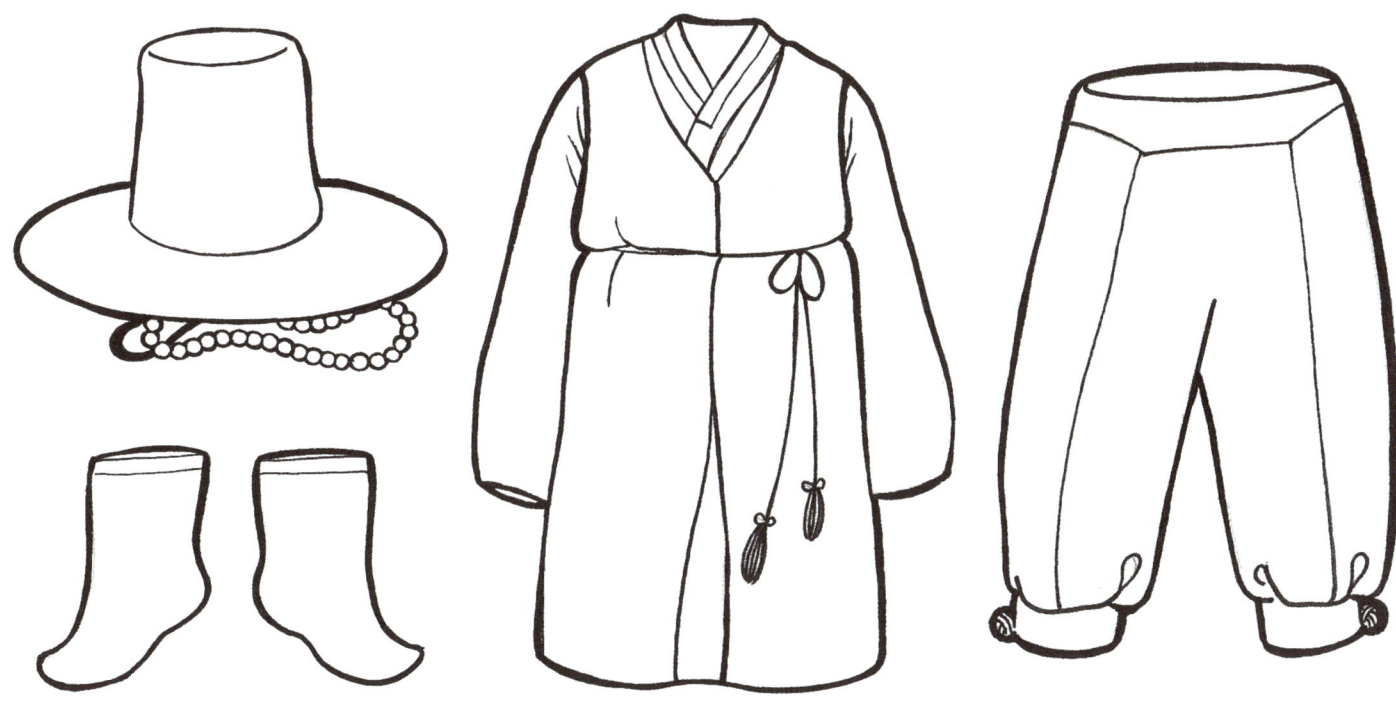

아래의 내용이 맞으면 빈칸에 ○ 하고, 틀리면 × 해 보세요.

심 봉사는 귀가 들리지 않았습니다. ☐

심청의 어머니는 뺑덕 어미입니다. ☐

심 봉사의 딸은 심청입니다. ☐

심 봉사는 엽전 500냥을 시주하기로 했습니다. ☐

심청이 뛰어내린 곳은 한강입니다. ☐

심청은 용궁에서 해바라기 꽃을 타고 왔습니다. ☐

심청은 나라의 왕비가 되었습니다. ☐

년   월   일   요일 이름

왕비가 된 심청은 임금님과 아버지를 모시고 오래오래 행복하게 살았어요. 행복한 심청 가족의 모습을 예쁘게 색칠해 보세요.

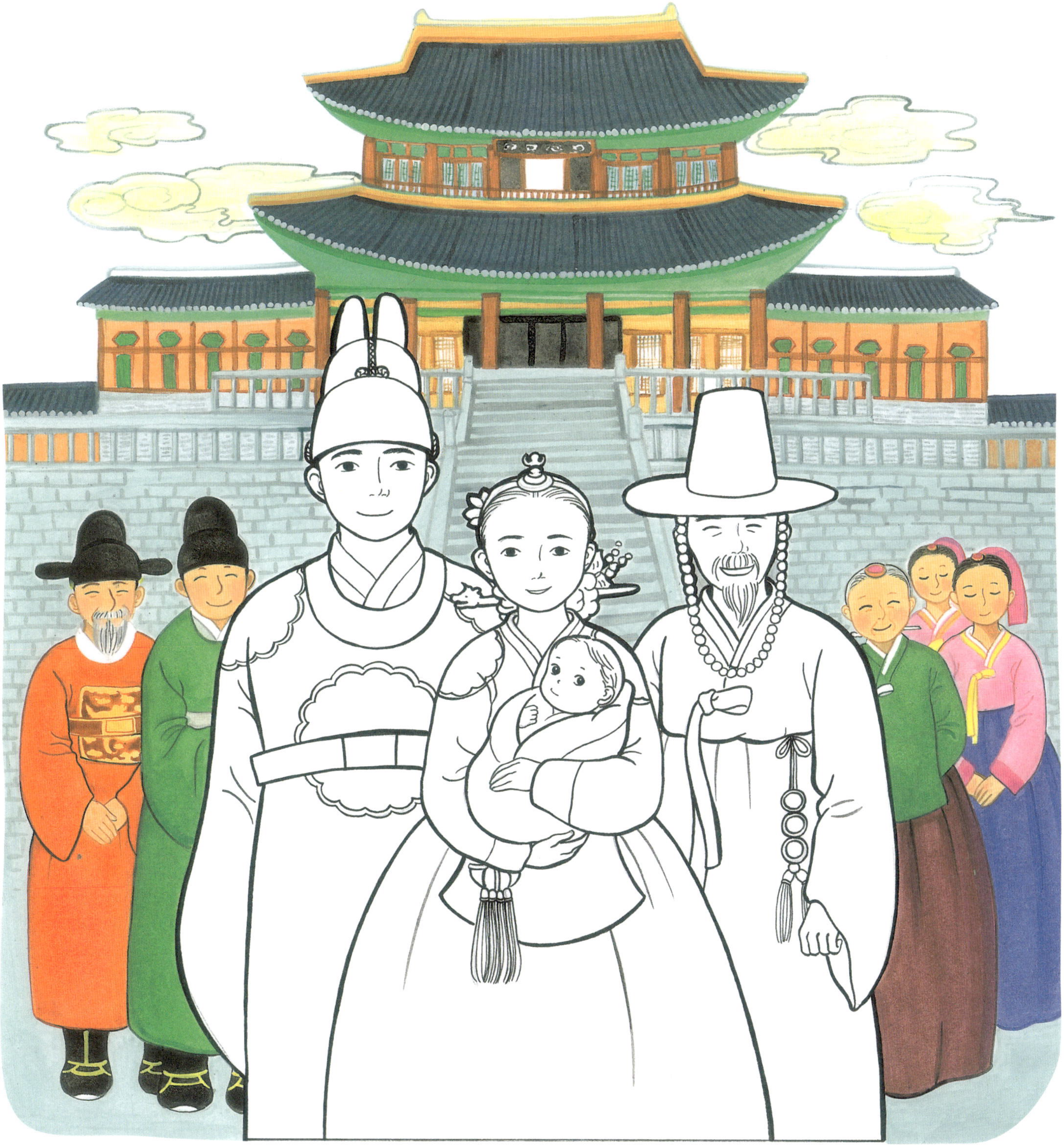

✏️ 아래 물음에 알맞은 답을 말하고 빈칸에 써 보세요.

✏️ 심 봉사의 이름은 무엇인가요?

✏️ 심청이 아버지의 눈을 뜨게 하려고 마련해야 했던 것은 무엇인가요?

✏️ 심청이 아버지를 위해 뛰어든 곳은 어디인가요?

✏️ 심청이 용궁에서 다시 세상에 보내질 때 타고 온 꽃은 무엇인가요?

✏️ 심 봉사의 재산을 빼내어 달아난 후처는 누구인가요?

✏️ 연꽃을 타고 세상에 온 심청은 무엇이 되었나요?

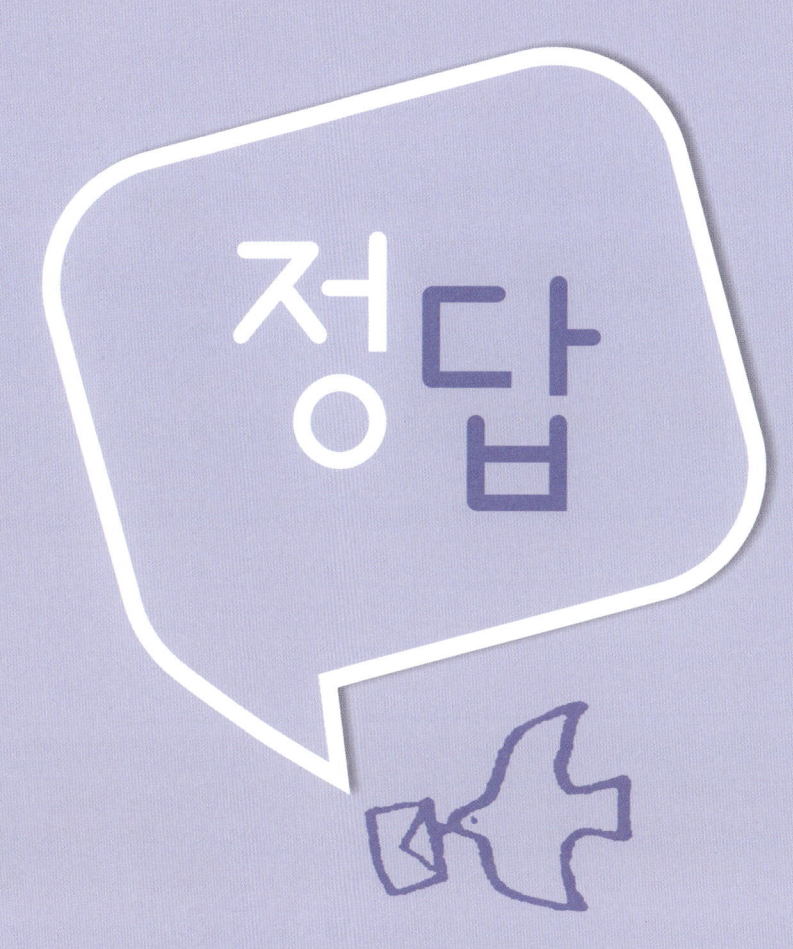

1 색칠 예시

가난하고 앞 못 보는 심학규는 예쁘고 현명한 곽 씨 여인을 아내로 맞았어요. 마을 사람들은 부부를 어떻게 불렀을까요? 글자를 예쁘게 색칠해 보세요.

2

곽 씨 부인이 꿈속에서 보았던 것들을 모두 찾아 ◯ 해 보세요.

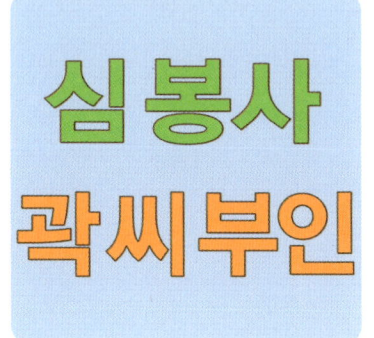

4

심 봉사는 예쁜 딸을 안아 어르며 이렇게 노래했어요. 함께 노래를 불러 보세요.

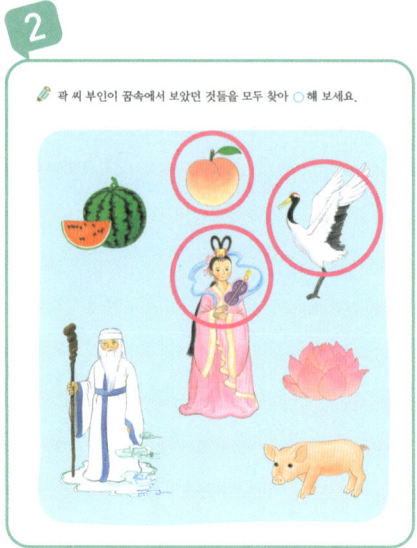

점선을 따라 글자를 써 보세요.

1

'심 봉사'라는 글자를 아래에서 하나씩 찾아 ◯ 해 보세요.

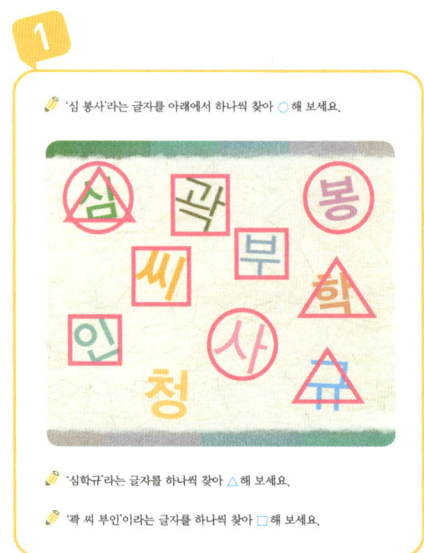

'심학규'라는 글자를 하나씩 찾아 △ 해 보세요.

'곽 씨 부인'이라는 글자를 하나씩 찾아 ☐ 해 보세요.

3 색칠 예시

오랜 기도 끝에 심 봉사와 곽 씨 부인은 예쁜 딸을 낳았어요. 그 딸의 아름다운 모습과 이름을 색칠해 보세요.

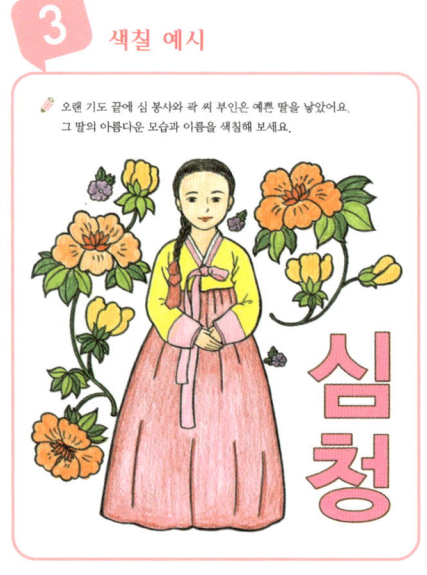

4

아기들이 쓰는 물건을 모두 찾아 ◯ 해 보세요.

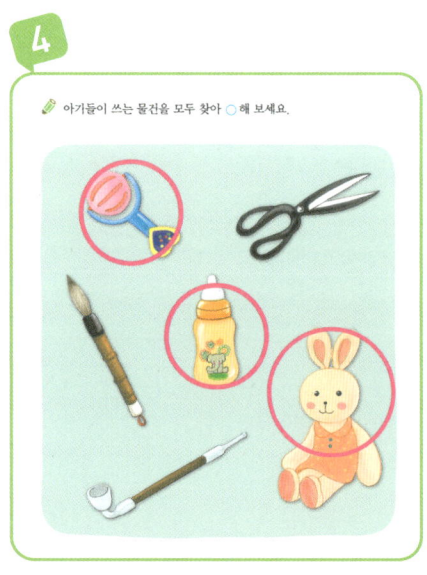

2 색칠 예시

아기를 갖게 해 달라고 기도하던 어느 날, 곽 씨 부인은 신기한 꿈을 꾸었어요. 곽 씨 부인이 꾸었던 꿈을 예쁘게 색칠해 보세요.

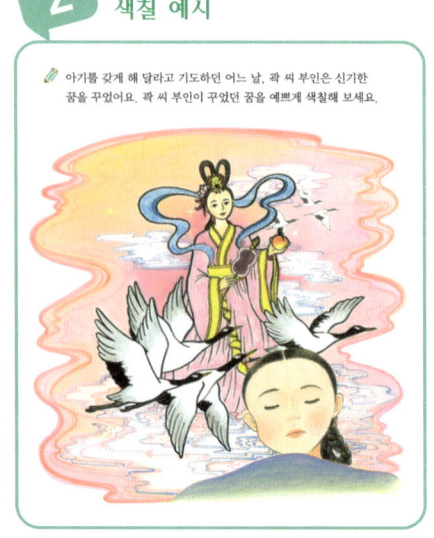

3

심 봉사의 가족은 세 식구가 되었어요. 숫자 '3'을 아래에서 모두 찾아 ◯ 해 보세요.

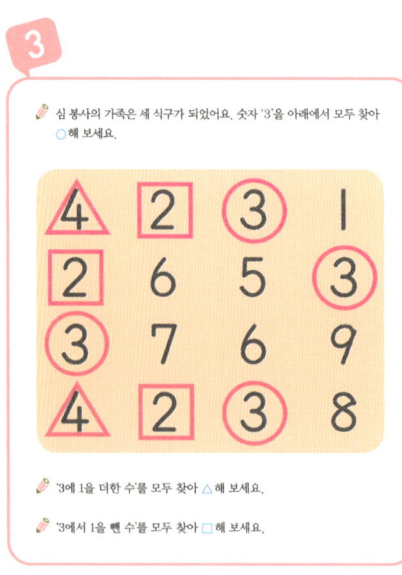

'3에 1을 더한 수'를 모두 찾아 △ 해 보세요.

'3에서 1을 뺀 수'를 모두 찾아 ☐ 해 보세요.

5 색칠 예시

곽 씨 부인은 안타깝게도 병으로 죽고 말았어요. 남겨진 심 봉사와 어린 딸 심청의 모습을 색칠해 보세요.

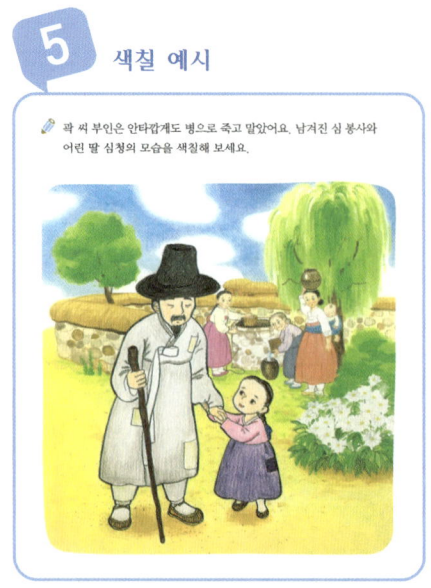

1 과 같이 큰 번호는 앞면을, 1 과 같이 작은 번호는 뒷면을 나타냅니다.

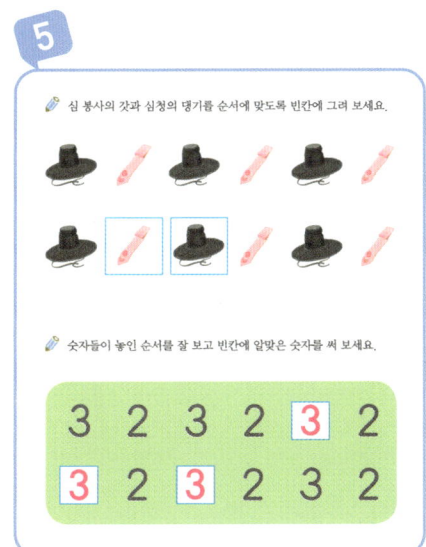

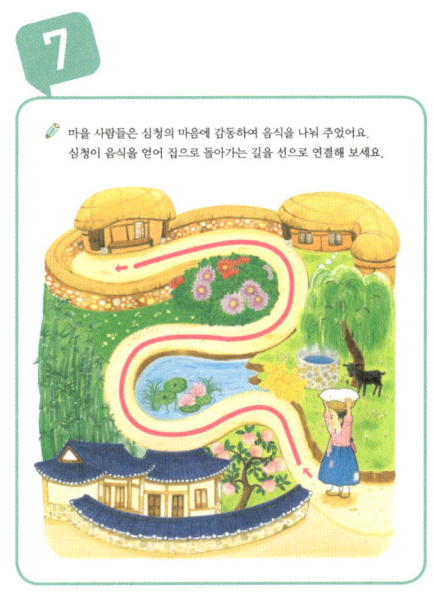

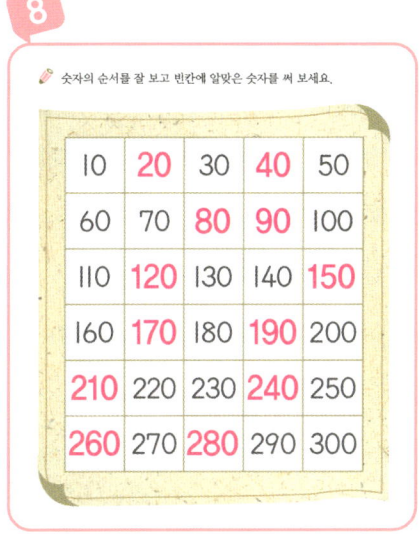

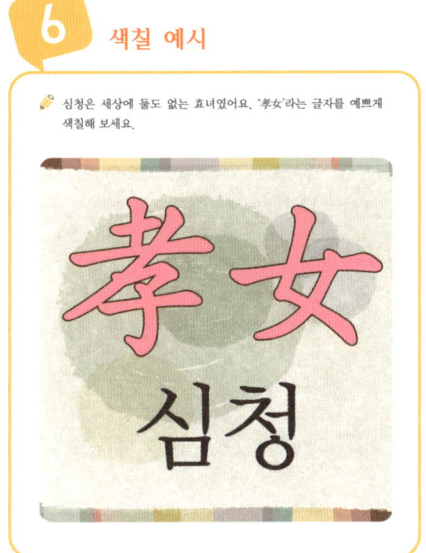

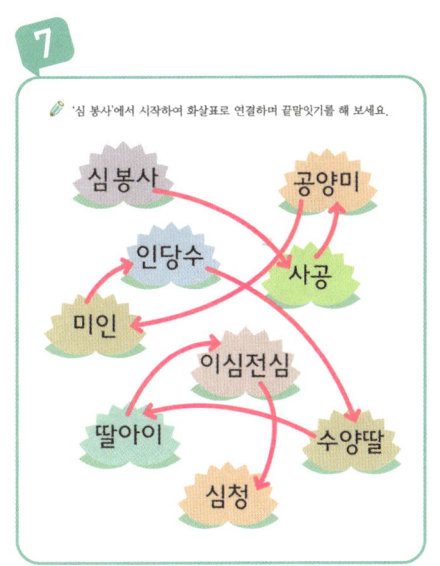

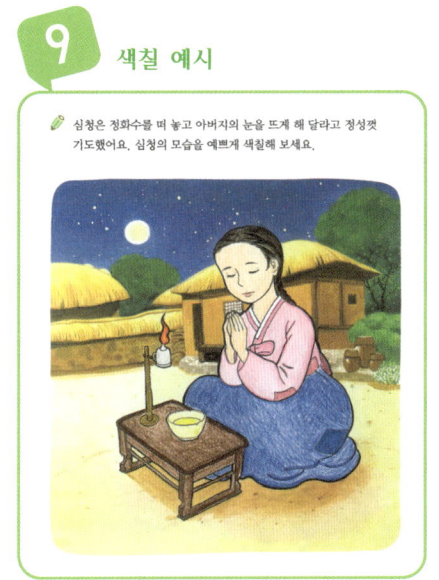

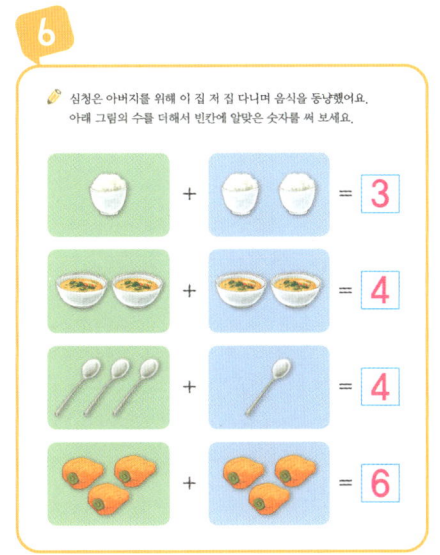

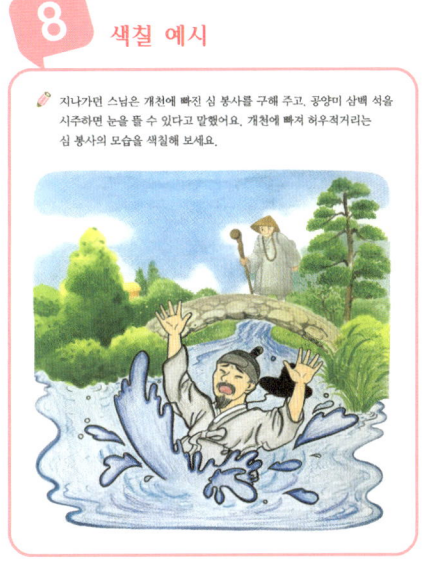

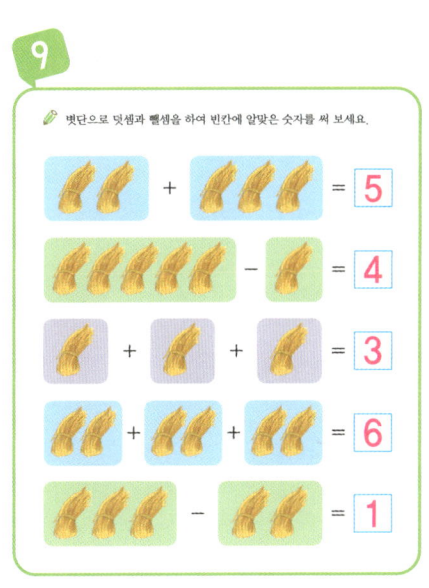

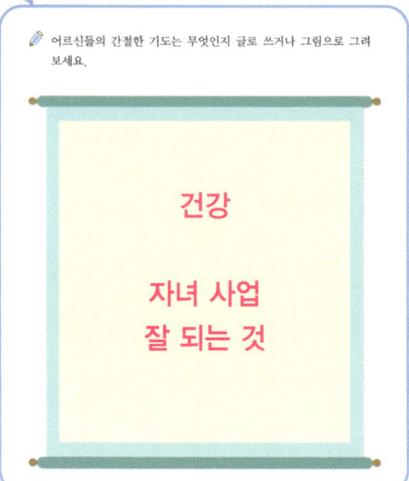
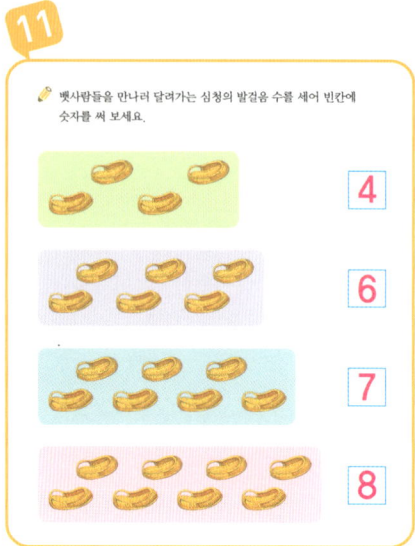
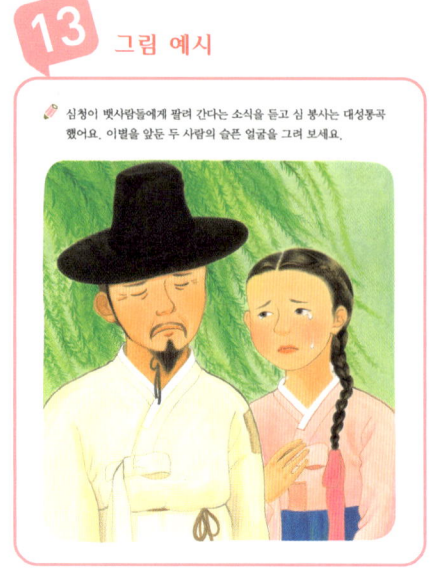
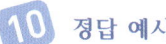
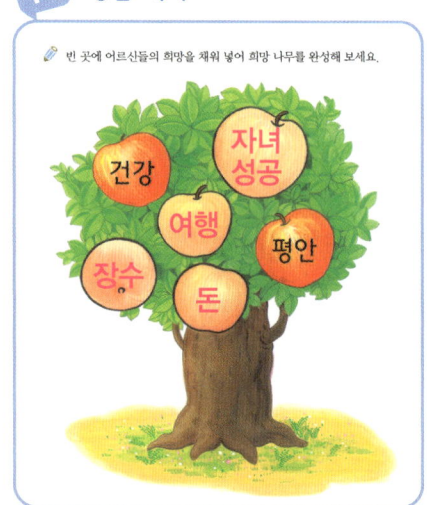
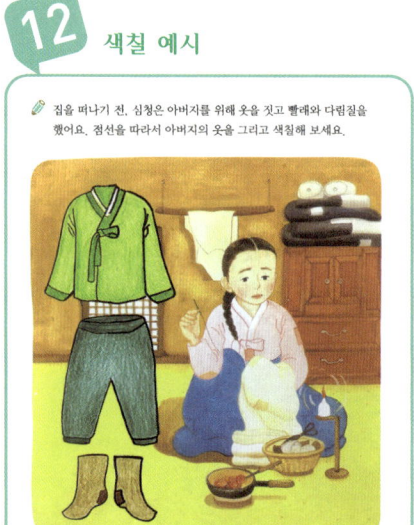
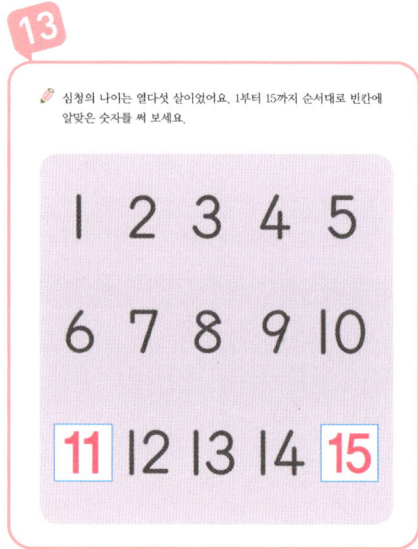

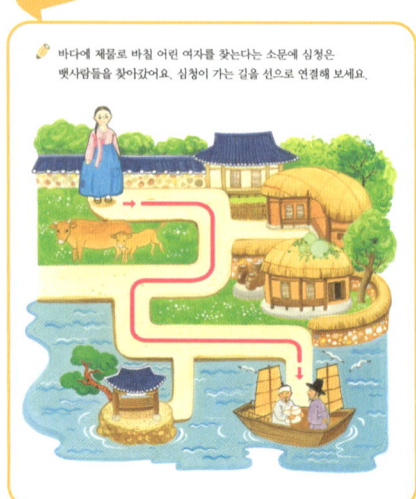
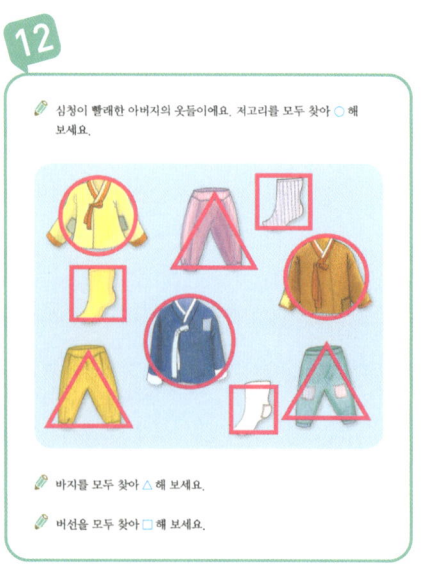
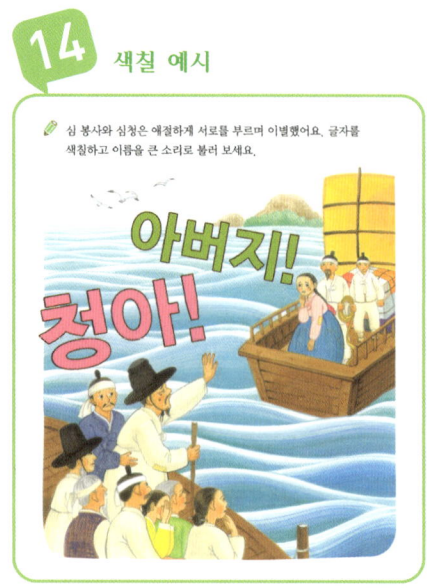

1 과 같이 큰 번호는 앞면을, 1 과 같이 작은 번호는 뒷면을 나타냅니다.

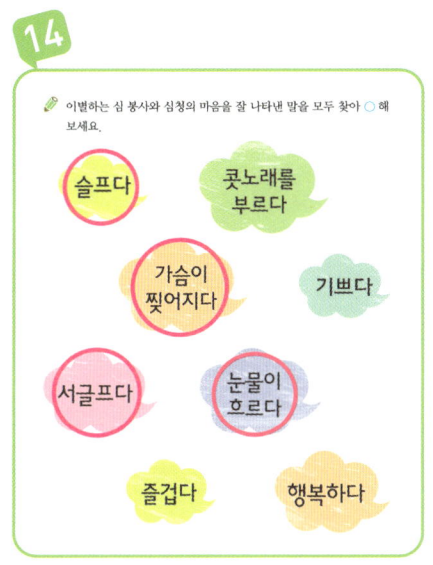

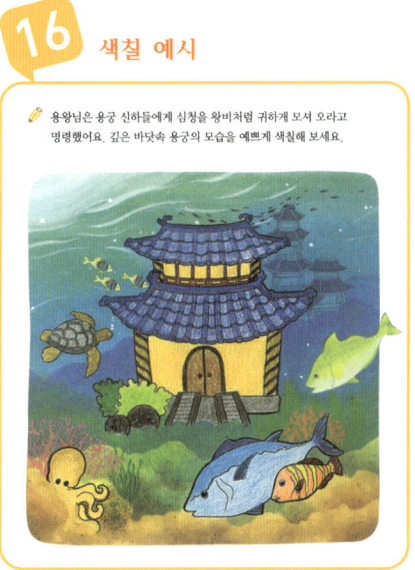

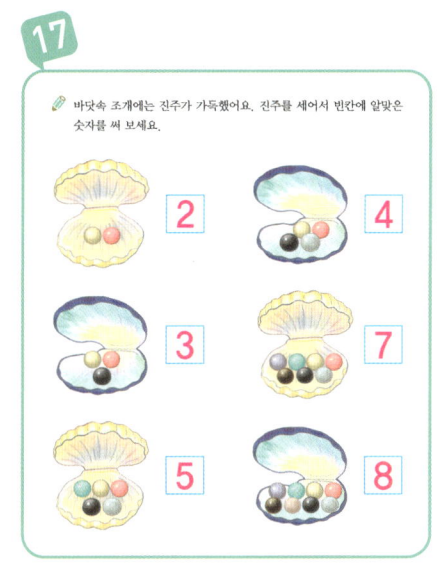

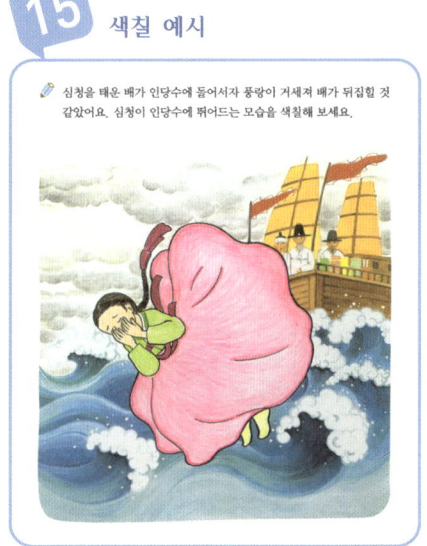

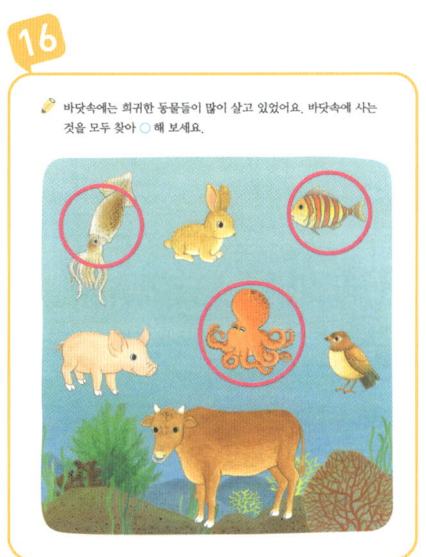

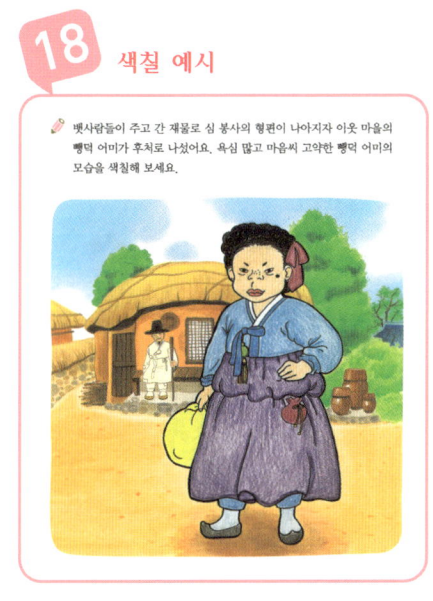

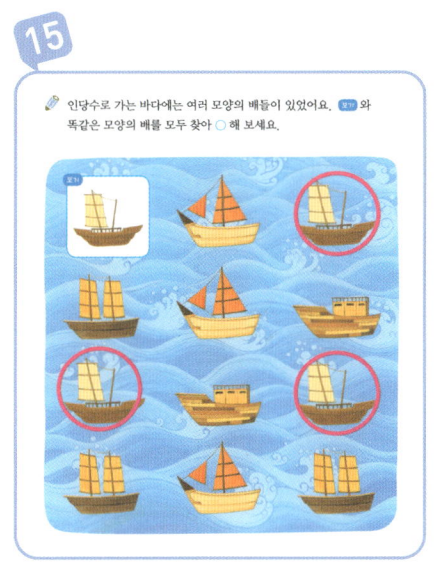

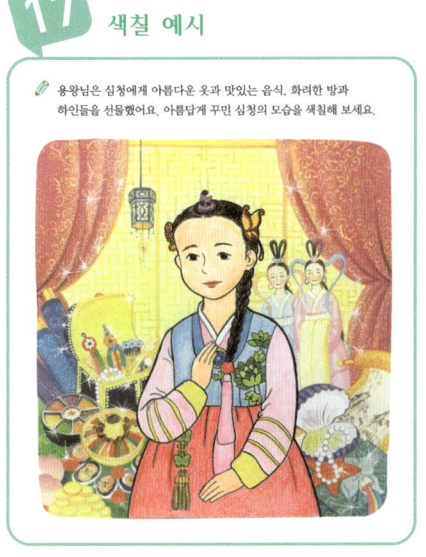

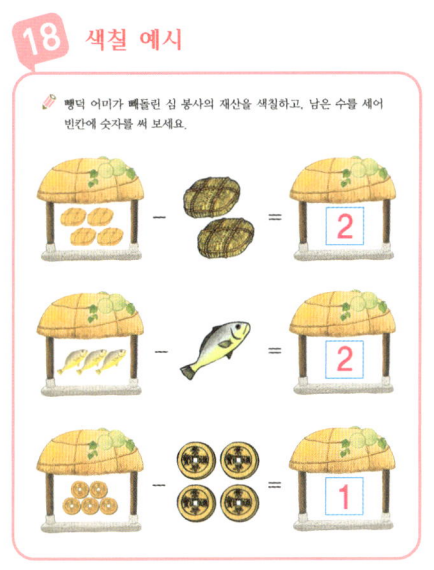

19 색칠 예시

용궁에서 행복하게 지내던 심청은 세상으로 돌아가라는 용왕님의 명령에 커다란 연꽃을 타고 인당수로 떠올랐어요. 심청이 탄 연꽃을 예쁘게 색칠해 보세요.

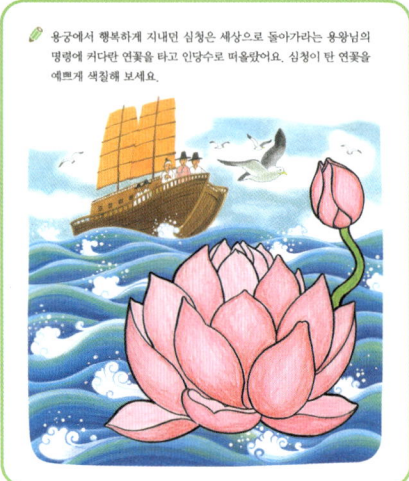

20

심청을 생각하면 떠오르는 말을 아래에서 모두 찾아 ○해 보세요.

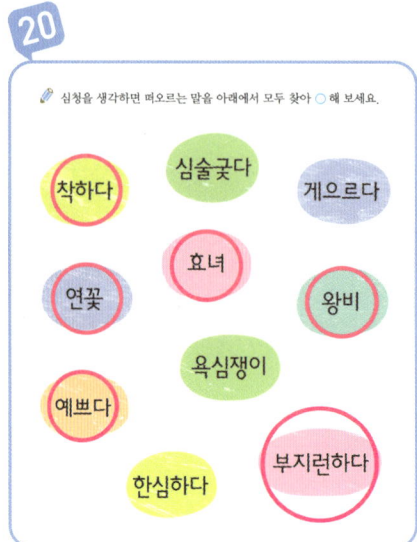

22

뺑덕 어미에게 버림받은 심 봉사도 잔치에 참석하기 위해 궁궐로 향했어요. 심 봉사가 궁궐로 가는 길을 선으로 연결해 보세요.

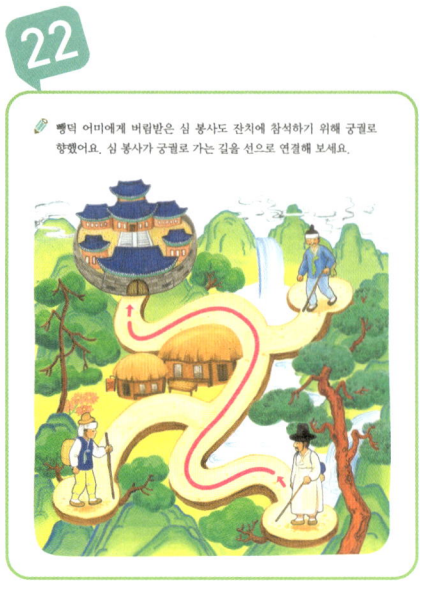

19

연꽃의 크기가 큰 것부터 순서대로 빈칸에 숫자를 써 보세요.

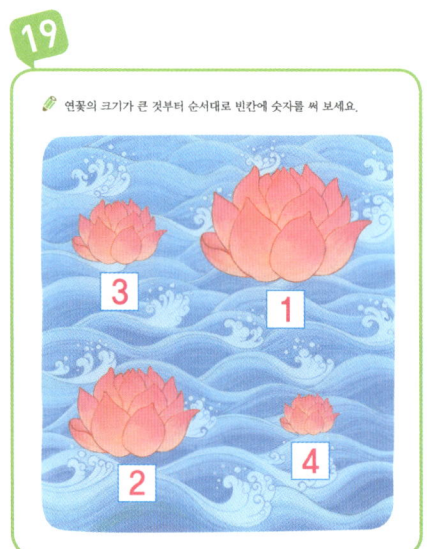

21

왕비가 된 심청은 아버지를 찾기 위해 맹인들을 위한 잔치를 열고 전국 곳곳에 방을 붙였어요. 아래의 방을 읽고 '맹인'이라는 글자가 나올 때마다 박수를 쳐 보세요.

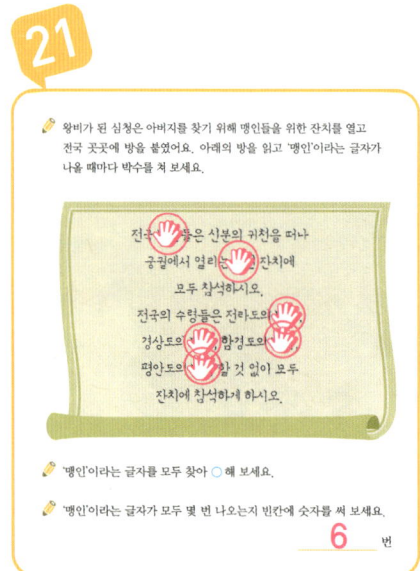

'맹인'이라는 글자를 모두 찾아 ○해 보세요.

'맹인'이라는 글자가 모두 몇 번 나오는지 빈칸에 숫자를 써 보세요. 6 번

22 색칠 예시

심청이 살던 시대에는 전국이 8도로 나뉘었어요. 8도를 구분하여 색칠해 보세요.

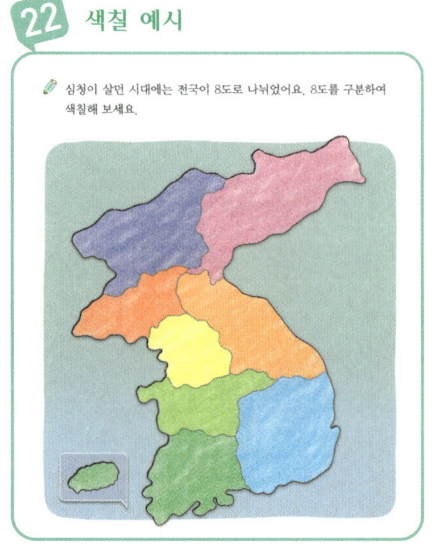

20 색칠 예시

뱃사람들은 인당수에 떠오른 연꽃을 건져 임금님께 바쳤어요. 연꽃에서 나온 눈부시게 아름다운 심청의 모습을 색칠해 보세요.

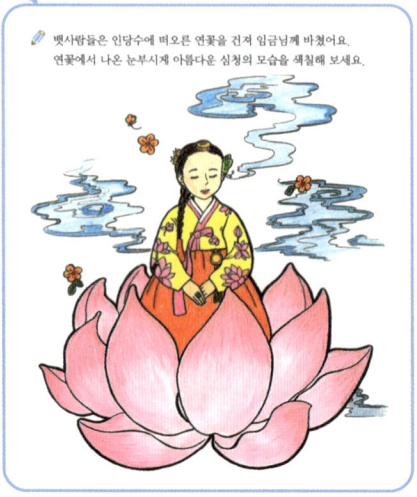

21

전국 팔도의 맹인들이 모두 모였어요. 아래에서 숫자 '8'을 모두 찾아 ○해 보세요.

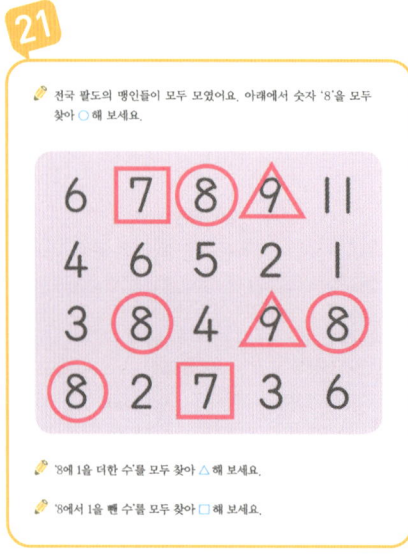

'8에 1을 더한 수'를 모두 찾아 △해 보세요.

'8에서 1을 뺀 수'를 모두 찾아 □해 보세요.

23 그림 예시

맹인들을 위한 잔치에는 맛있는 음식과 풍악이 가득했어요. 어떤 음식들이 차려졌을지 생각해서 빈 접시에 그려 보세요.

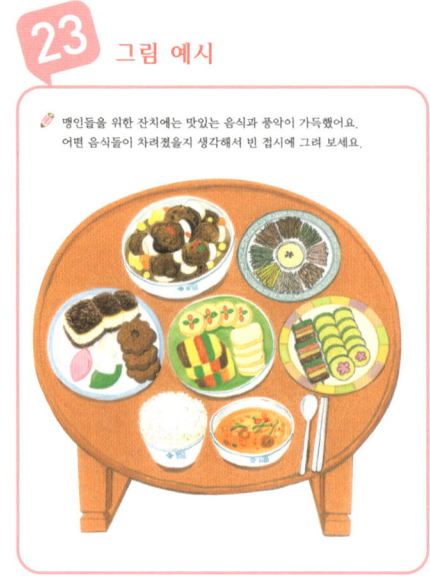

1 과 같이 큰 번호는 앞면을, 1 과 같이 작은 번호는 뒷면을 나타냅니다.

23 색칠 예시

반으로 접힌 종이를 모양에 따라 오리고 펼쳤을 때 위와 똑같은 모양이 되는 것을 골라 ○ 해 보세요.

아래의 여러 가지 악기를 색칠해 보세요.

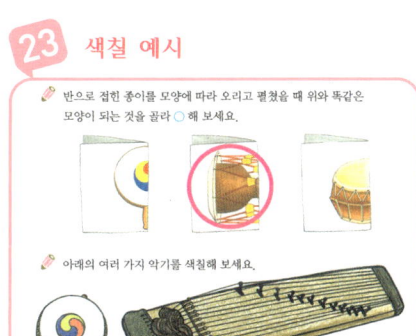

24

심청은 잔치에 모인 맹인들 틈에서 아버지를 애타게 찾아 헤맸어요. 심청이 다닌 길을 손을 떼지 말고 한 번에 선으로 연결해 보세요.

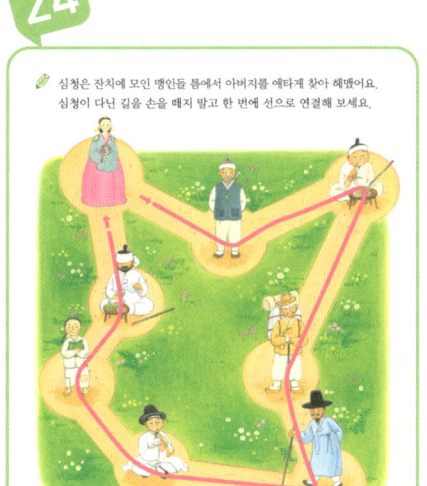

24

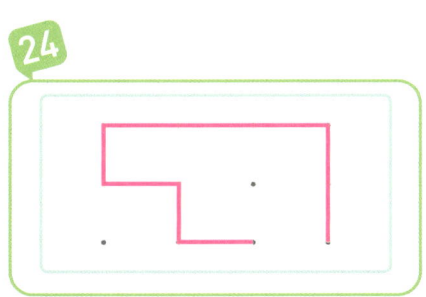

25 색칠 예시

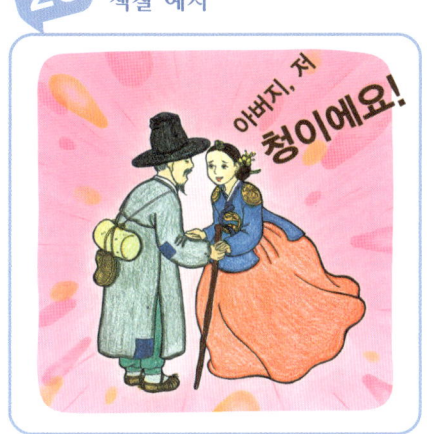

25 그림 예시

심청이 부르는 소리에 심 봉사는 깜짝 놀라 눈을 번쩍 떴어요. 번쩍 뜨인 심 봉사의 눈을 그려 보세요.

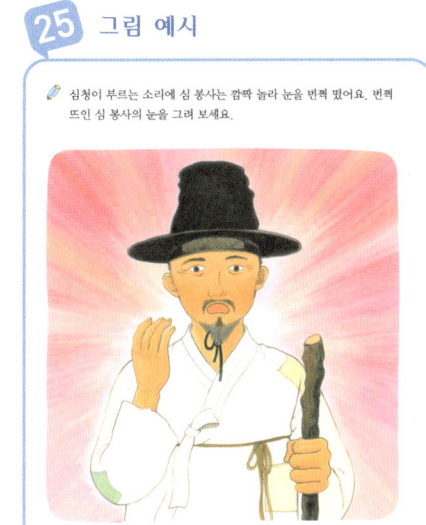

26 색칠 예시

눈을 뜬 심 봉사는 평생 보고 싶던 심청의 얼굴을 보고 기뻐서 어쩔 줄 몰랐어요. 얼싸안고 기쁨의 눈물을 흘리는 심 봉사와 심청의 모습을 색칠해 보세요.

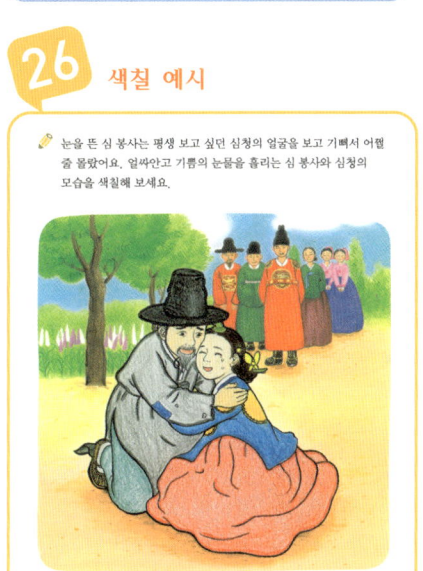

26

- 갈수록 **태산** 이다.
- 가지 많은 나무에 **바람** 잘 날 없다.
- 공든 **탑** 이 무너지랴.
- 잘 자랄 나무 **떡잎** 부터 알아본다.
- 콩 심은 데 **콩** 나고 팥 심은 데 **팥** 난다.
- 제 눈에 **안경** 이다.

27 색칠 예시

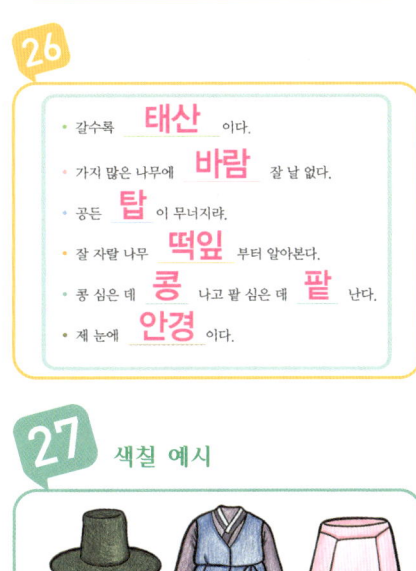

27

아래의 내용이 맞으면 빈칸에 ○ 하고, 틀리면 × 해 보세요.

- 심 봉사는 귀가 들리지 않았습니다. ×
- 심청의 어머니는 뺑덕 어미입니다. ×
- 심 봉사의 딸은 심청입니다. ○
- 심 봉사는 엽전 500냥을 시주하기로 했습니다. ×
- 심청이 뛰어내린 곳은 한강입니다. ×
- 심청은 용궁에서 해바라기 꽃을 타고 왔습니다. ×
- 심청은 나라의 왕비가 되었습니다. ○

28 색칠 예시

왕비가 된 심청은 임금님과 아버지를 모시고 오래오래 행복하게 살았어요. 행복한 심청 가족의 모습을 예쁘게 색칠해 보세요.

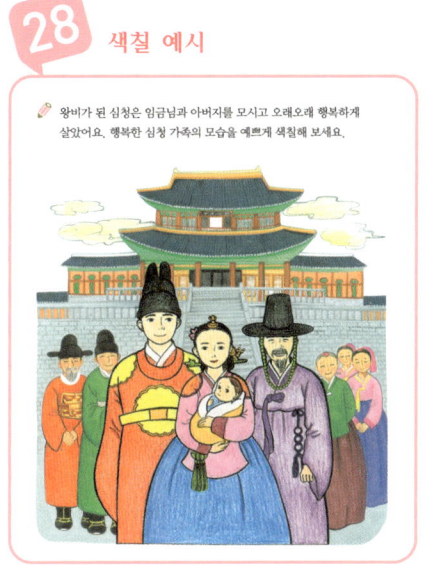

28

아래 물음에 알맞은 답을 말하고 빈칸에 써 보세요.

- 심 봉사의 이름은 무엇인가요? **심학규**
- 심청이 아버지의 눈을 뜨게 하려고 마련해야 했던 것은 무엇인가요? **공양미 삼백 석**
- 심청이 아버지를 위해 뛰어든 곳은 어디인가요? **인당수**
- 심청이 용궁에서 다시 세상에 보내질 때 타고 온 꽃은 무엇인가요? **연꽃**
- 심 봉사의 재산을 빼내어 달아난 후처는 누구인가요? **뺑덕 어미**
- 연꽃을 타고 세상에 온 심청은 무엇이 되었나요? **왕비**

67

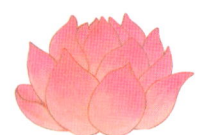

이야기와 함께하는 시니어 두뇌훈련 ❷

심청전

2017년 3월 30일 초판 1쇄 펴냄 | 2021년 1월 5일 초판 중쇄 펴냄
지은이 신혜원 | **그림** 주성희 | **기획** (주)롱라이프그린케어 | **편집·디자인** 기탄교육연구소
펴낸이 안은자 | **펴낸곳** (주)기탄출판 | **주소** 06698 서울특별시 서초구 효령로 40 기탄빌딩
전화 (02)586-1007 | **팩스** (02)586-2337 | **홈페이지** www.gitan.co.kr

⚠ 책모서리에 다칠 수 있으니 주의하시기 바랍니다. 부주의로 인한 사고의 경우 책임을 지지 않습니다.

ⓒ2017 신혜원, (주)롱라이프그린케어. All rights reserved.
이 책의 무단 전재와 복제를 금합니다.